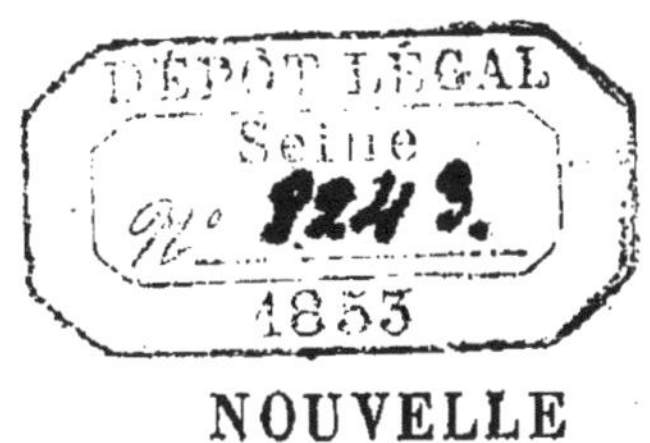

NOUVELLE

CACOGRAPHIE

Le Corrigé ne se vend qu'aux pères et aux
mères, aux instituteurs et aux institutrices.

Les Ouvrages suivants de M. Charles–Constant
LE TELLIER sont adoptés pour l'usage des
Demoiselles élèves de la Maison impériale de
Saint-Denis :

1° NOUVEAU DICTIONNAIRE de la Langue française, 7e édition.
2° GÉOGRAPHIE des Commençants, 43e édition.
3° HISTOIRE DE FRANCE, 26e édition.
4° Les divers ouvrages de Grammaire.

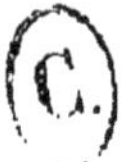

Paris. — Imp. de G. GRATIOT, 30, rue Mazarine.

NOUVELLE
CACOGRAPHIE

OU

EXERCICES SUR LES PARTICIPES
et les principales difficultés de la langue française

SUIVIS

D'UN CHOIX DE SUJETS DE LETTRES ET DE COMPOSITIONS
PROPRES A FORMER LE STYLE ET LE JUGEMENT DES ÉLÈVES

PAR CHARLES-CONSTANT LE TELLIER
PROFESSEUR DE BELLES-LETTRES

Membre de la Société de statistique universelle.

Trente-sixième Édition.

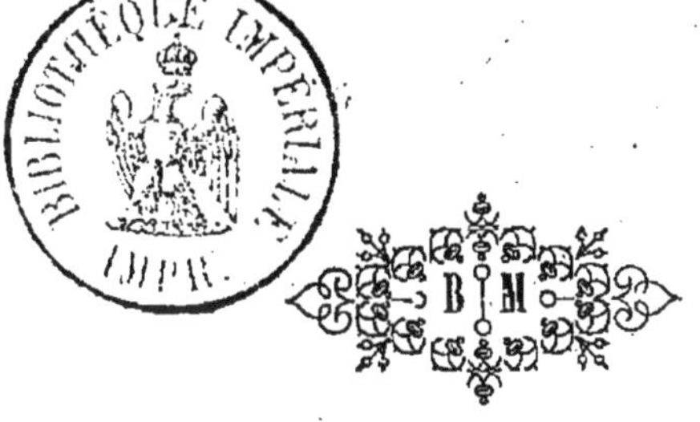

PARIS

BELIN-LE-PRIEUR ET MORIZOT, LIBRAIRES
RUE PAVÉE SAINT-ANDRÉ-DES-ARCS, 3.

—

1854.

1853

AVIS.

Suivant jugement du Tribunal de police correctionnelle de Limoges, en date du 4 avril 1832, le sieur Barbou, *imprimeur - libraire à Limoges, a été déclaré coupable d'avoir débité des exemplaires contrefaits de la Cacographie et de la Grammaire française de* Le Tellier, et a été en conséquence condamné à l'amende et à des dommages-intérêts au profit de Belinle-Prieur, éditeur-propriétaire desdits ouvrages.

Les exemplaires exigés par la loi ont été déposés.

NOUVELLE

CACOGRAPHIE.

PREMIER EXERCICE.

Les soirie que je vous ai vandu ont exsité
ladmiracion de tous ceus a qui je les ai faits
voire avent de vous les envoyez. Mais les
indiénes que vous mavez livré nont parus
belle a personne. Je vous les ai cepandent
peyé fort chere, et je craints bien de ne pouvoire point en retirez les somme quelle m'ont
couté. Les épiceris que nous avons tiré du
Levant sont arivé a bon port. Les deus veiceau qui nous les ont aporté ont été ataqué
plusieurs fois par des veiceau anglais, et il
se sont vu souvant au momant d'etre pris :
mais il ce sont toujour deffandu vaillamant,
et sont parvenu a repoussez tous les ennemi
qui se sont rencontré sur leur passage. Je ne
sçaurais vous dire tous les denger qu'ils on
couru, et auquel il se sont soustrait, ou qu'ils

ont sçu eloigner par la prudanse et le courage
de ceus qui les montait. Quelque sacrifices que
mes sœur ait fait en faveure de cette famille
ingratte, quelque dure privacions qu'elles se
soit imposé, pour venir à son secoure, quelque
nombreux quait été les bienfet dont elles lont
comblé, elle nont trouvé que des cœur dur et
perfide. Aussi quelque soit les malheurs qu'é-
prouve desormais ces mechante gens, mes sœur
sont décidé a les abandoner a leur infortune et
a leur pervercité.

II.

Les deus operas que vous m'avez envoyé,
et que vous mavez engagé a lire, étaincèle de
milles beauté. Je les ai lu a mes sœur, qui se
sont plu à rendre a lauteur toute la justisse
qui lui est dû. — Je ne sçais si je vous ai raconté les accidans et les paine qui sont survenu a nos jeune parante dans les deux dernier voyage quelle ont fait. Elle sont arrivé
avant hier au soir, et je les ai vu hier matin.
Elle mont appris elle meme les desagrement
et les mesavanture quelles ont essuyé pendant
leur absence. Cette couple de pigeon que vous
nous avez servi a notre dinez sont-il le produit
de ce couple de pigeon que je vous ai donné

pour peupler votre voliere? Quelque tors que j'ai a me reprocher a votre égart, quelques juste sujets de plaintes que je vous ai donné, quelque ait été ma conduite envers vous depui six mois, jose espérer cependant que vous me randrez vos bonne grace, que je vous ai avoué plusieurs fois que j'avois perdu par ma faute. Votre tente setait attandu a recevoir de vous plus de témoignages de tandresse que vous ne lui en avez donné. Vous vous êtes montré, ma chere ami, trop peu sensible a toute les caresse quelle s'est empressé de vous faire. Je crains que vous nayez perdu son amitié, que vous auriez du chercher a conserver et à augmenter par tout les moyens que je vous avais tant recommendé d'employer.

III.

Les reproches que vous avez fais a mon fils, ma fille ce les est apliqué a elle meme, par ce quelle a reconnu quelle les avoit mérité. Elle ma avoué quelle ne s'était pas assez ocupé du soin de profiter des lecons que vous avez eu la bonté de lui donner tout l'hyver dernier. J'ai du profiter de cet avœu pour rannimer un peu cet ardeure quelle avoit montré dans les deus premiere année de son éducation.

Je lui ai représanté quelle avait fait moin de progrets en un an que sa cousine n'en a fait en quatre mois. Elle est convenu quelle s'est trop laissé aler a la paresse ; et elle sest engagé a faire desormais les plus grans efforts pour repondre à vos soin pour elle. — Les orgües que nous avons entendu lan passé à Vienne (1) me paraisse bien supérieur à l'orgue que jai entendu dimanche derniez dans leglize de Saint-Sulpice. Lorgue meme de leglize de Notre-Dame, que vous maviez tant venté, est inférieur aux orgues que nous avons admiré dans les églize d'Allemagne. — Il y a vingt et un jour passé que ma fille est parti, et elle ne ma pas encore donné de ses nouvelle. — Le livre que vous mavez preté est un des meilleur que jai jamais lu.

IV.

Le Chesne et le Roseau.

La Fontaine metait au ran de ses melieures fable selle du Chesne et du Rosau. Avent que de la lirre, esseyons nous meme, dit labbé *Le*

---

(1) Tous les noms propres que nous emploierons dans ces exercices seront toujours écrits comme ils doivent l'être : ainsi les élèves n'auront rien à y changer.

Batteux, quel serait les idée que la nature nous présanterait sur ce sujez. Prenons les devant, pour voir si lauteur suivera la meme routte que nous.

Des quon nous anonse le chesne et le rosau, nous some frapé par le contraste du grant avec le petit, du fort avec le feible. Voila une premiere idée qui nous est donné par le seule titre du suget. Nous serions choqué, si, dans le récit du poete, elle se trouvait ranvercé de maniere qu'on acorda la forse et la grandeure au rosau, et la petitèce avec la feiblèce au chesne ; nous ne manquerions pas de réclamer les droi de la nature, et de dire quelle nest pas randu, quelle nest pas imité. Lauteur est donc lié par le seule titre.

Si lon supose que ces deus plante ce parle, la supozicion une fois acordé, on sant que le chesne doit parler avec hôteure et avec confiense, le rosau avec modesthie et simplicitée ; c'est encore la nature qui le demande. Cependant, comme il arrive presque toujour que ceus qui prènent le ton hau sont des so, et que les gens modeste on rézon, on ne serait point surpri ni fâché de voir lorgueille du chesne abbatu, et la modesthie du rosau preservé. Mais cette idée est envlopé dans les circonstance dun evenemant quon ne consoit

pas encore. Hatons nous de voir coment lauteur
la devlopera

> Le Chesne, un jour, dit au Rosau :
> Vous avez bien suget dacuser la nature.

Le discour est direc. Le chesne ne dit point
au rosau : *qu'il avait bien suget d'acuser la
nature*, mais, *vous avez...* Cette maniere est
beaucoup plus vive : on croit entendre les acteur meme : le discour est ce qu'on apèle dramatique. Ce secon vers dalieure contient la
proposicion du suget ; et marque quelle sera
le ton de tout le discour. Le chesne montre
deja du santiment et de la conpation, mais de
cette conpation orgueulieuse par laquel on fait
santire au maleureus les avantage qu'on a sûr
lui.

<h2 style="text-align:center">V.</h2>

> Un roitelet pour vous est un pezan fardau.

Cette idée que le chesne done de la feiblèce du
rosau est bien vive et bien umiliante pour le
rosau ; elle tien de l'insulte : le plus peti des
oizaus est pour vous un poi qui vous incomode.

> Le moïndre ven qui davanture
> Fait rider la fasse de lau,
> Vous oblige a beisser la tête :

Cest la meme pencée presanté sous une autre
image. Ce chesne ne résone que par example ;

c'est la maniere de résoner la plus sansible,
parce quelle frape limaginacion en meme tems
que lesprit. *Davanture* est un terme un peu
vieu, dont la nahivetée est poetique. *Rider la
fasse de lau* est une image juste et agréable.
Vous oblige a beisser la tete. Ces trois vers sont
douz : il samble que le chesne sabaice à se ton
de bontée par pitiée pour le rosau. Il va parler
de lui meme en bien dautre terme.

> Cepandant que mon frond au Caucase pareil,
> Non contant dareter les rayons du soleil,
> Brave léfort de la tempette.

Quel noblèce dans les image ! Quel fiereté dans
les expretion et dans les tour ! *Cepandant que,*
terme noble et magestueuz. *Au Caucase pareil,*
comparézon hyperbolyque. *Non contant dare-
ter les rayons du soleil. Areter* marque une
sorte denpire et de superioritée ; sur qui ? sur
le soleil meme. *Brave léfort. Braver* ne signifi
pas seullemant *resister*, mais resister avec inso-
lance. Ce n'est point a la tampette seullemant
quil resiste, mais a son éfort. Le singulier est
ici plus poetique que le plurier. Ces trois vers,
dont larmonie es forte, pleine, les idée grend
et noble, figurent avec les troiz precedans
dont larmonie est douce, de même que les
idée : observez encore *front* et *areter* à l'hemi-
stiche.

VI.

Tout vous est aquilon; tout me samble zephir.

Le chesne revient à son parallelle, si flateur
pour son amour propre; et, pour le randre
plus sansible, il le réduit en deuz mot. Tout
vous *est* réelement aquilon, et, a moi, tout me
sanble zephir. Le contraste est observé partout, jusque dans larmonie. *Tout me sanble
zephir* est beaucoup plus douz que *tout vous
est aquilon*. Mais quel énergie dans la brievté !
Continuons :

Encor si vous naiciez a labri du feuliage
   Dont je couvres le voisinage,
   Vous n'auriez pas tan a soufrir :
   Je vous deffandrais de l'orage.

Lorgueil du chesne était contant; peut être
meme quil avait un peu rougie. Il reprent son
premier ton de conpation pour engager adroi-
tement le rosau a consantir au louange quil
sest donné, et a flater encore son amour propre
par un avœu pleintif de sa feiblèce. Mais,
malgrez ce ton de conpation, il sçait toujour
meler dans son discour les expretion du ton
avantageuz. *A labri* est vain et orgueillieuz
dans la bouche du chesne. *Du feuliage dont je
couvres le voisinage. De mon feuliage* eut été
trop succinc et trop simple; mais *dont je cou-*

vres, cela étand lidée et fait image. *Le voisinage*, terme juste, mais qui nest pas sans
enflurre. *Je vous deffendrais de lorage. Je*.....
quil y a de plézir a doner soi meme pour quel-
quun qui proteige !

Mais vous neissez le plus souvent
Sure les umide bort du royaume du vant.

Ce tour est poetique, et meme de la hautte
poesi, ce qui ne messiet pas dans la bouche du
chesne.

La nature anvert vous me sanble bien injuste.

C'est la concluzion que le chesne prononsa sans
doute en apuyant, et avec une pitiée dezobli-
gente, quoique reel et véritable.

VII.

On attand avec impatience la reponce du
rosau. Si on pouvait la lui ainspirez, on ne
menquerait point de lassézoner. La Fontaine,
qui a sçu faire naître linteret, ne sera point
enbaracé pour le satisfaire. La reponce dú rosau sera poli, mais seiche ; et on nen sera point
surpri.

Votre conpation, lui repondit l'arbuste,
Par dun bon naturel ;

Cest precizément une contre véritée. Le rosau
n'a pas voulu lui dirre quelle partait de lor-

gueuil ; mais seullemant il lui fait sentir quil
en avait ecxaminé et vu le prinsipe : c'était au
chesne à comprendre ce discour. Tout ce qui
suit est secq et meme menassant.

> Mais quitez ce souci ;
> Les vant me sont moin qua vous redoutable ;
> Je pli et ne romt pas : vous avez jusquici
> Contre leur couz epouvantable
> Resisté sans courber le doz ;
> Mais atandon la fin.

Le propoz nest pas long, mais il est enair-
gique.

Les acteur nont plus rien a se dire ; c'est au
poette a achever le raicit. Il prent le tou de la
matière ; il paint un oraje furieuz :

> Comme il disait ces mot,
> Du bou de lorison acourt avec furie
> Le plus terrible des enfant
> Que le Nord eut porté jusque la dans ses flants.

Le vaut par des extremitée de lorison ; sa rapiditée sogmante dans sa cource : il y a imaje. Au
lieu de dirre un vant du *nort*, on le personifi ;
et la perifraze done de la nobleice a lidée, et de
lespasse pour plasser larmoni.

> Larbre tien bon : le rosau pli.

Voila nos deuz acteur en situacion parallelle.

> Le vant redouble ces efort,
> Et fait si bien quil derassine

> Celui de qui la tete au ciel était voisine,
> Et dont les piez touchait à lempire des morts.

Ces vers sont bauz, noble ; l'antiteize et liper-
bolle qui reigne dans les deuz derniez les rende
sublimme.

Le poette, come on le voit, a suivit les idée
que le suget prezante naturèlemant : c'est ce
qui fait la veiritée de son reicit. Mais il a sçu
reveitir ce fons de tout les hornemant qui
pouvait lui convenire : c'est ce qui en fait la
beautée. Ses pancée, ses exprécion, ses tour,
forme un acort parfait avec le suget. Toute
les parti en sont assorti et lié, au dedans par
la suite et lordre des pancée, au dehort par la
forse du stile, et nous prezante par ce moyen
un tableau de l'art, ou tout est grace et véritée.
Joigniez a cela le santiment qui reigne partout, qui anime tout dun bout a lautre. Cette
piesse a tout ce qu'on peus desirer pour une
fable parfaitte.

(LA FONTAINE *développé par Le Batteux.*)

VIII.

Lhome a recoure a la poaisi et a la muzique
pour raccontere a ses enfans atentiffes les con-
quaite quil a faitte, les victoire qu'il a ranporté, la gloire quil sest acquis, les invancion
dont la sociétée est enrichi, les evainement

quil a vu se passer devant lui, et seuz quil a antandu narrer par ses ayeux. Lorsque son ame est sézie dun noble antouziasme, les pintures quil ofre a ses oditeurs, sont plaine de feu et de veiritée. — Les istoire que nous avons comansé de lirre nous ont paru plaine d'interet. Ma sœur, ci tu ne les a pas encor lu, je te conceil de te les procurez. Lorsque tu te sera bien apliqué a les gravez dans ta meimoire, je te prirai de me faire connaître les traits qui tauront le plus interressé. Si notre jeune parante sest fait une si briliante reiputacion dans la sociétée, c'est par ce quelle sest ataché a lirre les bons istorien. La lecture est la nourriture de lame ; mais le choiz des livre est difficil a faire. Ma mere, que j'ai consulté a se suget, ma indiqué seuz quelle a cru les melieurs. Mais la liste que jen ai montré a notre parante lui a parue inconpleite et peu exacte. Elle m'a fourni la notte de ceux quelle a lu ; et ma mere, a qui je lai soumis, la aprouvé. Lorsque j'aurai lu ces divers ouvrage, je ten randrai cónte ; mais je ne veuz point que tu montre à persone les extrés que je me suis proposé de tenvoyez.

IX.

Madamme Viot avait été marié dabort a mónsieur d'Antremont, puis en seconde nôce a monsieur Bourdic. Lorsquelle se fut re-marié en troisieme nôce a monsieur Viot, elle se fixa à Paris, ou sa sociétée fus recherché de tout se quil y avait de gens aimable. Doué dune prezance desprit rare, elle repondait toujour gayement aux trait malins qu'on lui lansait. Elle montra, des sa plus tandre jeuneice, la plus grande facilitée a faire des vers. Elle suivait les reigle de la vercificacion, sans les conneitre, sans les avoir etudié ; et, comme son imaginacion tres active avait été évélié de bone heur, les exprécion venait delle meme ce placer sous sa plume. Elle netait point joli ; mais elle avait une taille elegante, se qui lui fesait dirre, en parlant d'elle meme, que la nature avait manqué la facade ; mais quelle avait bien fait ledifisse. Affin de reparer se desagrement, elle reisolu daqueirire des conaisçance profonde dans tout les janre. Une honnette ézance, une heureuze existance, permire a madamme Viot de ce livrer à son gouz pour la muzique et la poaisi. Mais elle na jamais ataché ocune importance a ses produxion, quelle a toujour apellé des baghatèles ;

et elle n'était pas peu surprize quant elle lisait dans *Lalmanas des Muze* les vers qu'on lui avait deirohbé. Madamme Viot setait tracé un sercle liteiraire duquelle elle nest sorti que deuz foi : la première., par une *Ode au Cilance* ; la segonde., dans son *Éloge de Montaigne*. Lode au Silance est plaine didée sublimme, et ne serait pas deizavoué par les melieur poète comique.

<h2 style="text-align:center">X.</h2>

Nous avons deija dis que madamme Viot nétait point joli. Mais cela ne lavait point enpeiché de contractez labitude de fixer continuélemant ses regart sur les glasses de lapartement ou elle ce trouvait. Une dame de sa conessence, choqué de cette mani, quelle avait remarqué, la lui repraucha un jour en preizense de plusieures persone qui se trouvait réuni. Voila madame Viot, dit elle ; la voila qui contanple toujour son imaje. Il est vrai, repondit madame Viot ; mais sest pour sçavoir par expairianse si l'on peuz sacoutumer à la lédeure.

Cette dame, qui setait montré si sevaire envert madame Viot, fit, quelque jours apreis, une romanse ; et, layant aporté a madame Viot, elle la priat de la chanter, en sacompaniant sur le piano. Vous sçavez bien, dit madame Viot, que je n'ai point de voiz. — Vous en avez assé pour chanter mes couplaids, et je vous pris de ne pas me refuzer le plézire que je suis venu vous demandez. — Madame, repris vivment madame Viot, je *siflerai votre romanse*, si vous ainsistez : mais, pour la chanter, sela mest impocible.

Cependant madame Viot, ci spirituèle, et sçachant lancer ci a propoz un trai malin, était doué dune sancibilitée qui la toujour randu cheire a tout ceuz qui lont connu. Cources, deimarche, solicitations, rien ne lui a couté pour le servisse des ami quelle a eu a oblijer. C'étoit a elle que madamme Du Boccage était redevable de la pancion quelle avait obtenu sur la fein de sa vie. Locazion que cette dernierre sézit pour lui an marquez sa reconeisance, fait honeure a toute deuz.

XI.

Madame Du Boccage, sétant trouvé dengereuzement malade, fit son testaman, et anvoyat dire a madame Viot quelle avait quelle que chose de très pressent a lui communiquez. Madame Viot ce rant à l'invitacion. « Vous mavez beaucoup aimé, lui dit ma-

« dame Du Boccage, vous mavez selebré,
« vous mavez servi. J'ai obtenu une pancion,
« comme femme de lettres, et c'est a vous que
« je la doit. Dans mon voyage a Rome, le
« pape Benoît XIV ma fait present dune
« mignature, copie charmante de la nôce
« Aldobrandine. Cetait, me dit-il, un pris
« de mes talent ; je puis repeter cette expre-
« cion, puisqu'il deignioit y croire. Comme
« vous témoiniates en faire quelque cas,
« soyez donc mon éritière ; mais jouissez,
« avant ma mort, dun bien que vous avez
« mérité. »

Par une fatalité singulière, ces deuz amie
sont morte presque le meme jour. Lune (madame Du Boccage) sest endormi peizible-
ment ; l'autre a été emporté par une maladie
violante, après avoir éprouvé les douleure
les plus aigu. Cest le 7 aout 1801, que madame Viot a terminé sa carrière, à la Ra-
mière, près de Bagnols. Elle avait alors
sinquante cinq ans. La nature ne lavait pas
favorizé du côté de la figure ; mais, pour la
dedomager, elle lui avait donné beaucoup
desprit et de qualités aimable. Elle setait
apliqué a letude des langues etrangere, et
avait apris lalleman, le latin, litalien, et l'an-
glois.

XII.

O mon frere! coment te pindre toute la joye que ta lètre a cauzé a ta seur? Cest cète lètre qui ma retiré de la tonbe, et qui ma rendu au bonheure. Les tenebres qui manvelopait ce sont dissipé depuis que je vois luire lespérance de retrouver ma mère. Je pourai donques la sérer encore dans mes bras, essuier la trasse des pleures qu'elle a repandu, lui dire tout les maux que jai soufert, entendre ses douleures passé! O mon frère! Luniver ou jetais cest transformé en un autre univert, et je ne suis plus sur une terre ou lon ne verse que des larmes. Croirai-je quen efet ma mere ce soit laissé fléchir, que les longues soufrances de sa malheureuze fille l'ait enfin atendri? Je ne puis plus doutter de mon bonheur. Elle est enfin arrivé cète mere dont j'ai si lontemps désiré le retour. A la vu de ma mere, je suis tombé sans conescence. Jignore combien cet etat a duré; je n'ai meme ocune idée distincte de linstant ou les secour qu'on ma donné mont fait revenire a moi. Anfin, j'ai reconu ma mere, et je me souvien parfaitement de son discourt, parcequa mesure quelle le prononsait, mes idé se sont écleirci; je santi mon sang reprandre sa chaleure, et mon chœur

son mouveman. O ma mere! me suis je écrié,
je vous ai cruèlement afligé; mais le ciel men a
orriblement puni.

XIII.

Les troiz ministre qui se sont sucsedé en
moins dun an, ne ce sout pas montré digne de
la confiance que leur a accordé le souverain
qui les a elevé a se poste eminan. Cète place
quils nont pas sçu conservez, parcequils lon
mal rampli, vien detre confié a un homme ge-
nerallemant estimé. Les bruiz qui se sont rei-
pandus depuy quel que temps, et qui se son
sucsedé avec une prodigieuze rapiditée, ne
méritais pas la confiense qu'ils ont obtenu dun
publique trop credul. Il ce sont détruis deux
meme, et on couver de ridicul ceux qui les
avais débité ou repeté. Les injustisse que vous
nous avez fait eprouvez, et dont nous nous
somes plains tant de fois auprez de vous, les
maux dont vous nous avez laicé acablez par
nos persécuteur, tout nous a forsé a recourire
à un protequeteur plus juste et plus geinei-
reuz qui scut mieuz nous deffandre contre des
énemis que nous nous somme fait sans le vouloir. Les cruoté dont ce sont soulié les diverz
empereur romain qui se sont sucsédé les unz
aux autres depuy le reigne d'Auguste, ce trouve

concigné dans listoire, et renderont a jamaiz
execrable la mémoire de ses home férosses
qui se sont couver du sang des home quils
etait appelé a randre heureux.

XIV.

Les denger qu'on avait cherché a evitez ne
tardere pas a ce reproduire; mais nos trouppe
setant roidi contre les difficultées, les on con-
pléittement veincu. J'ai été moi meme temoins
des éfort qu'elles ont fait et de laintrepiditée
heroique quelles ont dévlopé dans ses circon-
stances critique. Vos tente ce sont laissé gou-
vernez par un homme trompeur et perfide qui
les a engajé dans un proceis ruineux, après lequelle elle ce sont vu dépouillé de presque
toute leur fortune. Combien elle ce sont repanti alors de setre laissé aller a des suggestions
incidieuze dont elle sont devenu les triste victime! En voyant lingratitude dont votre cousine s'est rendu coupable envert moi, je ne
puis que regretter toutes les peines que je me
suis donné pour lobligez, et je suis tanté de
lui reproché a elle même les servisses multiplié et important que je lui ai rendu. Tant de
loriez dont ces deux heros ce sont couvers, ne
leur on donné ni fiereté ni orgueil. Il ce sont
constammant montré modeste, affable, obli-

jeant, et se sont consilié laffection des officiez de tout grade, qui les on connu, et qui ont trouvé en eux de véritable freres. Justine na que sept ans ; elle setait emparé hier de la main de sa mère, et elle voulait la baisez. Mais cette mere, quelle avait mécontenté le matin, lui retira sa main. Justine sest jeté aussitôt a ses genoux ; et, les beignant de ses larmes, elle sest écrié : O maman! si vous me refusé votre main, vous ne me refuserez pas vos piez. La bonne mere sest haté de relever sa fille, et elle la embracé tandrement. Lorsque la mere nous a raconté cette cène inteiressante, nous en avons été tous tres vivement emu, et nous navons pu retenire nos larmes.

XV.

Il nest pas innutil d'observer linfluanse plus ou moin marqué que des sirconstanses personéles ont eut de tout tems sur le sort des mélieures ouvragé. Elle étoit favorable a Voltaire lors que *Mérope* paru. Le talan mal-traité en devien plus ainteressant, et les punicions arbitreire, fusse-t-elle mérité, souleive lopignon contre lotoritée. Les percécucion quavait essuyé Voltaire, navait peut être pas dézarmé ces énemis ; mais elle lui avait con-silié la faveure publique quil est ésé d'obtenir dans l'éloignement. Mérope fut joué dan les moment meme ou un ministre venais décartez Voltaire de Lacademy française, non-seulement contre le veu general, mais contre le veu particuliez de Louis XV, qui avait annonsé son elexion. On eut dit que le public voulait dedomager loteur de Mérope des disgraces, des exil, des emprisonement qu'on lui avait fait suporter. On lui prodiga, a la premiere representation, des honeures quaucun ecrivin n'avait obtenu avant lui en persone. Je me contantrai dindiquer les empruns les plus remarquable que Voltaire a fais a Mérope de *Maffai*, et les androis beaucoup plus nombreuz ou la profonde conessance du téatre a mené le poete français bien plus loins que celui de *Vérone*. Dans Voltaire, l'interret ne ce rallantit pas un momant : il croit de cene en cene, depuy le premiez vers que prononce Mérope jusqu'au dénouement. Le sor d'Egisthe et les creinte maternèles de Mérope ocuppe san cesse le spectateur depuy le commensement jusqua la fin, sans la plus legere distraxion, sans quil sy mele aucune autre imprecion quelleconque.

XVI.

Le cygne est un des plus grands entre les oiseau deau ; mais aucune espèce ne possede

2

autant de grace et de bauté, aucune ne se distingue par autant delegance dans les forme et de noblèce dans le port et les attitude. « A sa noble aisance, dit Buffon, a la facilité, a la liberté de ses mouvement sur lau, on doit le reconnaître, non seulement comme le premier des navigateur ailé, mais comme le plus beau modele que la nature nous ait offert pour lart de la navigacion. Son cou elevé, et sa poitrine relevé et arrondi, semble en effet figurer la proue du navire fendant londe ; son large estomac en represante la carene ; son corps panché en avant pour cingler, se redresse à larriere et se releve en poupe ; la queue est un vrai gouvernail, les pieds sont de large rame ; et ses grandes aile, demi ouverte au vent, et doucement enflé, sont les voile qui pousse le vaisseau vivant, navire et pilote a la fois.

Le cygne joint aux don de la beauté, a la douceure et a la tranquillité du caractère, le courage et la forse qui crée et assure la puissance : melange heureux de qualités admirable, dont la nature noffre que fort peu d'exemple, et qui est encore plus rare au milieu des sociétés humaine. Il ne craint aucun ennemi, et on la vu souvent repousser avec succes les attaque de l'aigle, braver les serres redoutable de ce tyran des air, le frapper des coup redoublé de son bec et de ses aile vigoureuse, le forcer a la fuite, sortir vainqueur d'une lutte terrible qui semblait si inégal, et joindre la palme du courage au triomphe plus doux que lui assure les charme ravissant quil a reçu de la nature.

Aussi parait il etre fier de ses brillans avan- tage, et quelquefois sen montre-t-il jalous. Le *cygne domestique* se plait a etre regardé, admiré, applaudi; il souffre impatiemment l'approche de tout être vivant dont la blan- cheure pourrait le disputer à la siene ou seu- lement lui être comparé; il entre en fureur; et, quelque soit la disproportion de la taille entre lui et son rival, il lattaque, le combat : lenvie irrité double ses moyen et ses force, et il nest satisfait que lorsquil est parvenu a se debarraser d'une concurrence qui lui est in- supportable. Un professeur a été témoin d'une lutte tres vive entre un cygne en colère et un cheval fort paisible, qui n'avait dautre tort aux yeux de son agresseur que detre blanc come lui. Le cheval paissait aux environ dun étang que decorait le cygne, modele de grace et de fierté; il y entra près de loiseau, qui s'élança aussitôt sur lui, et lui donna des coup daile si violens aux jambes quil en resta boiteux pendant long temps. Ce cheval eut même succombé dant cette brusque et violent attaque, sans le secour de quelques homme qui vinre le délivrer de son adversaire.

XVII.

Les cyprès, dont on connait une douzaine despèce, conserve leur feuilles toute l'année. Ces arbre, comme quelques autres de la meme famille, ont un aspect imposant et lugubre. Leur présence reveille ou inspire des idée sombres et mélancolique. Cest par cette raison, sans doute, que les ancien les plaçait autour de leur tombeau, et en faisait les témoin muet de leur douleur. On lit dans les poetes qu'Apollon changea en cypres le jeune Cyparisse, qui voulait se tuer. Cette fiction nous prouve qu'ils regardait ces arbre comme le symbole de la mort. Quoique nous ne soyons point dans lusage d'en orner, ainsi queux, notre dernière demeure, nous ne pouvons cependant nous defendre d'une certaine tristesse en les voyant. Peut être eprouvons nous ce sentiment, parce que les cyprès, comme les pin et les if, ont frappé souvent nos regars pendant l'hyver. La nature est en deuil dans cette saison, les seuls arbre qui la parent alors nous semble triste comme elle ; et cette impression qu'ils ont fait en ce moment sur nous, se renouvele toute les fois quil soffrent apres a notre vue, meme au milieu des riante image du printemps.

Le cyprès commun est un arbre assez elevé. Son tronc est gros, très droit et revetu d'une ecorce brune; il se garni, dens presque toute sa longueure, de branche reguliere, qui, dans une direction presque perpendiculaire a lhorizon, et se serrant les une contre les autres, forme, par cette disposition, une espece de pyramide. Quoique cet arbre ait de très petite feuille, les rayon du soleil penetre difficilement a travers ses ramau, tant il sont multipliés et rapproché. Ses feuille sont verdatre, pointu, et rangés en maniere de tuile, sur quatre rang, le long des plus petit rameaux. Sur les vieux, elle se desseche et se changent en écaille qui se réunissent en partie a l'écorse.

Le cyprès commun est originaire du Levant; il croit naturellement dans les ile de l'Archipel. Son bois est tres dur, tres serré, presque incorruptible, et par conséquent tres propre a faire des pieu, des palissade, des treillage et toute sorte douvrages auquel il importe d'employer des bois de longue durée. Lodeure de ce bois est penetrante et suave, et approche de celle du bois de *santal*. Sa couleure est pale ou rougeate, et parsemé de quelque veines brune. Le cyprès fournit un peu de resine dans les pays chaus ; mais il n'en donne point dans nos climas.

XVIII.

Les *Plaideurs* de Racine sont remarquable en ce que la piece nest quune farce, et quelle est écrite dun bout a lautre du stile de la bone comédie. D'ailleurs, elle manque absolument dintrigue et dintérêt, et ne se soutien que par la gaieté des détail, et le comique des personnage. Mais aussi jamais on na prodigué avec plus daisance et de gout le sel de la plaisanterie ; presque tout les vers sont des trait, et tout sont si naturel et si gai, que la plupart sont devenu proverbe. On ne peut cependant voir dans les *Plaideurs* quun badinage que lauteur fit en se jouant, et qui montre ce quil aurait pu faire dans la comédie, sil sy était appliqué.

Voici le début de ce chef-d'œuvre de gaité. C'est Petit-Jean, portier du juge Dandin, qui parle.

> Ma foi ! sur lavenir bien fou qui se fira !
> Tel qui rit vendredi, dimanche pleurera.
> Un juge lan passé, me prit à son service.
> Il mavait fait venir d'Amiens pour etre suisse

Tout ces Normands voulait se divertir de nous :
On apprend à hurler, dit l'autre, avec les loups.
Tout Picard que j'étais, j'étais un bon apotre,
Et je faisais claquer mon fouet tout comme un autre.
Tout les plus gros monsieur me parlait chapeau bas :
Monsieur de Petit-Jean, ah ! gros comme le bras.
Mais sans argent lhonneur n'est qu'une maladie.
Ma foi ! j'étais un fran portier de comédie :
On avait beau heurter et moter son chapeau,
On nentrait point chez nous sans graisser le marteau.
Point dargent, point de suisse ; et ma porte était close.
Il est vrai qua monsieur j'en rendais quelque chose :
Nous comptions quelquefois. On me donnait le soin
De fournir la maison de chandelle et de foin :
Mais je ny perdais rien. Enfin, vaille que vaille :
J'aurais sur le marché fort bien fourni la paille.
Cest dommage : il avait le cœur trop au métier ;
Tout les jour le premier aux plaid, et le dernier.
Et bien souvent tout seul, si lon l'eut voulu croire,
Il sy serait couché sans manger et sans boire.
Je lui disais parfois : Monsieur Perrin Dandin,
Tout franc, vous vous levez tous les jour trop matin,
Qui veut voyager loin, ménage sa monture ;
Buvez, mangez, dormez, et faisons feu qui dure.
Il n'en a tenu compte. Il a si bien veillé,
Et si bien fait, qu'on dit que son timbre est brouillé.
Il nous veut tous juger les uns après les autre ;
Il marmotte toujours certaine patenotre,
Ou je ne comprens rien. Il veut, bon gré, mal gré,
Ne se coucher quen robe et quen bonnet carré.
Il fit couper la tête a son coq, de colère,
Pour lavoir éveillé plus tard qua l'ordinaire ;
Il disait quun plaideur dont laffaire allait mal,
Avait graissé la patte à ce pauvre animal,
Depuis ce bel arrêt, le pauvre homme a beau faire,

Son fils ne souffre plus qu'on lui parle daffaire.
Il nous le fait garder jour et nuit, et de pres :
Autrement, serviteur et mon homme est aux plaid.
Pour sechapper de nous, Dieu sait s'il est alegre.
Pour moi, je ne dors plus : aussi je deviens maigre,
C'est pitié. Je métends, et ne fait que bailler.
Mais, veille qui voudra, voici mon oreiller.
Ma foi ! pour cette nuit, il faut que je m'en donne :
Pour dormir dans la rue, on noffence personne.
Dormons.

XIX.

Petit-Jean.

Je lui disait donc, en me grattant la tête,
Que je voulais dormir. « Présente ta requete
Comme tu veux dormir, » m'a-t-il dit gravement.
Je dors en te contant la chose seulement.
Bonsoir.

Le fils de Dandin conseille a son pere de se
donner du repot. Dandin repont :

Du repot ? Ah ! sur toi tu veux regler ton père ?
Crois tu quun juge nait qua faire bonne chère,
Qua battre le pavé comme un tas de galant,
Courir le bal la nuit, et le jour les brelans ?
Largent ne vous vien pas si vite que lon pense.
Chacun de tes ruban me coute une sentence.
Ma robe vous fait honte ! Un fils de juge ! Ah ! fi !
Tu fais le gentillomme : Hé ! Dandin, mon ami,
Regarde dans ma chambre et dans ma garde robe
Les portrait des Dandin : tous ont porté la robe ;
Et cest le bon parti. Compare prix pour prix
Les etrenne d'un juge a celle d'un marquis ;
Attend que nous soyons a la fin de décembre.
Qu'est-ce qu'un gentillomme ? Un pilier d'antichambre.

Combien en a tu vu, je dis des plus hupé,
A souffler dans leur doigt dans ma cour occupé?
Le mantau sur le nez, où la main dans la poche?
Enfin, pour se chauffer, venir tourner ma broche?
Voilà comme on les traite. Hé! mon pauvre garçon,
De ta defunte mere est ce la la leçon?
La pauvre Babonnette! Hélas! lorsque j'y pense,
Elle ne manquaient pas une seule audience.
Jamais, au grand jamais, elle ne me quitta,
Et Dieu sait bien souvent ce quelle en rapporta:
Elle eut du buvetier emporté les serviette
Plutot que de rentrer au logis les mains nete.
Et voila come on fait de bone maison. Va,
Tu ne sera quun sot.

Le fils de Dandin ordonne a Petit-Jean de coucher son maître. Dandin dit:

Quoi! l'on me menera coucher sans autre forme?
Obtenez un arret come il faut que je dorme.

LA COMTESSE DE PIMBESCHE.

Monsieur, tout mes procès allait être fini:
Il ne men restait plus que quatre ou cinq petit,
Lun contre mon mari, lautre contre mon père,
Et contre mes enfant. Ah! Monsieur! la misere!
Je ne sais quel biais ils ont imaginé,
Ni tout ce qu'ils ont fait; mais on leur a donné
Un arrêt par lequel, moi vetu et nourri,
On me défend, Monsieur, de plaider de ma vie.

CHICANEAU.

Comment! c'est un exploit que ma fille lisait!
Ah! tu sera un jour l'honneur de ta famille:
Tu défendra ton bien; viens, mon sang, viens, ma fille.
Va, je t'acheterai le Praticien français.

2.

XX.

Lalouette est le musicien des champ : son joli ramage est lhymne dalegresse qui devance le printemps , et accompagne le premier sourire de l'aurore. On lentend dès les premiez beau jour qui succedent aux jour frois et sombre de lhiver, et ses accent sont les premier qui frappe loreille du cultivateur vigilant. Le chant matinal de lalouette était, chez les Grecs, le signal auquel le moissonneur devait commencer son travail, et il le suspendait durant la portion de la journée où les feu du midi d'été impose silence a loiseau. Lalouette se tait en effet au milieu du jour ; mais, quand le soleil sabaisse vers lhorizon, elle rempli de nouveau les air de ses modulation variés et sonore. Elle se tait encore lorsque le ciel est couvert et le temps pluvieux. Du reste, elle chante pendant toute la bel saison. Dans toute les espèce doiseau, le ramage est un attribut particulier au male. Lalouette ne differe point en ceci des autres espèce. On voit cet oiseau s'élever presque perpendiculairement et par reprise, et décrire, en s'élevant, une courbe en forme de vis ou de limaçon. Il monte souvent fort haut , toujours chantant ; et forçant sa voix a mesure quil s'éloigné de la terre, de sorte qu'on lentend aisement lors meme quon peut a peine le distinguer a la vue. Il se soutien long temps en lair, et il descend lentement jusqua dix ou douze pieds au dessus du sol : puis il sy precipite comme un trait : sa voix saffaiblit a mesure qu'il en approche, et il est muet aussitot quil sy pose.

La femelle fait promptement son nid ; elle le cache avec soin entre deux motte de terre ; il est plat, peu concave et presque sans consistance : de lherbe, de petite racine seche et du crin le compose. Les œus, au nombre de quatre ou cinq, ont des tache brune sur un fond grisatre. La femelle ne les couve que pendant quatorze ou quinze jour ; et, au bout de moins de temps, les petit sont en état de se passer de ses soin. Après leur avoir donné la béquée pendant quelque jour, elle les instruit a chercher eux meme leur nourriture, et les fait sortir du nid avant qu'ils soit totalement couvert de plume : aussi loiseleur est il souvent trompé, en ne trouvant plus dans le nid les jeune que quelques jours auparavant il avait vu recemment éclos, et presque entièrement nu.

Les amour printanière des alouette leur laisse le temps de faire plusieurs couvée dans un été. Chez nous, aussi bien quen Allemagne, elle nen font que deux ; mais dans des pays plus meridionau, en Italie, par exemple, il y en a

trois : la premiere au commencement de mai,
la seconde au mois de juillet, et la derniere au
mois d'aout.

XXI.

Le *Philosophe marié* et le *Glorieux* sont les
deux chefs dœuvre de *Destouches* ; et, en vérité,
quand on a lu tout le reste de ses pièces, on est
surpri qu'il ait fait ces deux ouvrage. Les connaisseur ne peuve pas expliquez comment un
talent tres faible dans une foule de production
peut avoir un ou deux moment si heureux,
quil rassemble dans un seul ouvrage tout ce
qui lui avait manqué dans les autre.

Il y a dans le *Philosophe marié* de la conduite et de linteret, des situation et des contraste. Le mistere qu'*Ariste* veut garder sur
son mariage, qu'il a conclu sans le consentement dun oncle dont il est lhéritier, est suffisament justifié par la crainte de perdre cête
succession, et de nuire a la fortune de sa femme
et de ses enfant, si cet oncle, qui a des vue
détablissement pour lui, vient a savoir qu'il
sest secretement engagé. Il setait daileures
permis auparavant de plaisantez sur le mariage,
et de se moquer de ceux qui avait pris ce parti.
Il craint détre raillé a son tour, et cête faiblèce
est peu excusable dans un philosophe.

La douceure, la sensibilité, la modestie, qui font le caractère de *Mélite*, mérite la tendresse qu'Ariste a consu pour elle. *Céliante*, sœur de Mélite, est recherché par *Damon*, ami d'Ariste. Les deuz sœur ont des caractere tout a fait opposé. Ariste tremble continuellement que lune ou l'autre ne revele le secret qu'il a tant denvie de tenir caché.

ARISTE (*seul dans son cabinet*).

Oui, tout mattache ici ; j'y goute, avec plaisir,
Les charme peu connu d'un innocent loisir ;
J'y vis franquille, heureux, à labri de l'envie.
La fol ambition n'y trouble point ma vie :
Content d'une fortune égal á mes souhaits,
J'y sens tous mes désirs pleinement satisfaits.
Je suis en ce lieu, sans etre solitaire,
Et toujours occupé, sans avoir rien à faire.
D'un travail sérieux veux je me délasser,
Les muses aussitôt viennent my caresser.
Je ne contracte point, grâce à leur badinage,
D'un savant orgueilleux l'air farouche et sauvage.
J'ai mil courtisans rangés autour de moi :
Ma retraite est mon Louvre, et j'y commande en roi.
Mais je nuse qu'ici de mon pouvoir supreme.
Hors de mon cabinet je ne suis plus le meme.
Dans lautre appartement toujours contrarié·
Ici, je suis garçon ; là je suis marié.
Marié ! C'est en vain que l'on se fortifie,
Par le grave secour de la philosophie,
Contre un sexe charmant que l'on voudrait braver ;
Au sein de la sagesse il sait nous captiver ;
Jen ai fait malgré moi, lépreuve malheureuse.

Mais ma femme, après tout, est sage et vertueuse;
Plus amant que mari, je possede son cœur;
Elle fait son plaisir de faire mon bonheur.
Pourquoi contre l'hymen est-ce que je declame?
Ma femme est tout aimable.

XXII.

Ariste se plaignait seul davoir eu la faiblesse de se marier. Il reprochait à Damon de lavoir engagé a contracter ce mariage : il ne croyait point que Damon lentendit; mais Damon était arrivé sans que son ami leut vu. Ariste dit alors :

Il est écrit
Qu'un mari doit toujours avoir lieu de se plaindre.
Jusques à ce moment j'avais su me contraindre :
Mais puisque le hasard a trahit mon secret,
Avec vous désormais je serai moins discret.

En parlant de sa femme :

Cent belles qualités rende la mienne aimable;
Mais elle ne veut point se contraindre pour moi,

DAMON.

Que lui reprochez vous? Parlez de bonne foi.

ARISTE.

Son indiscrétion, qui me tient en cervelle,
Et me cause, à tout heure, une frayeur mortel.
Il semble que ce soit son plaisir favori.
De laisser entrevoir que je suis son mari.
Chaque jour elle fait nouvel connaissance,
Et chaque jour aussi nouvel confidence,
A des femmes, sur tout. Jugez si mon secret
N'est pas en bonne main.

DAMON.

Je prevois a regret
Que votre intention ne sera pas suivi.
Mais, au fond, pensez vous que toute votre vie
Vous serez marié sans quon en sache rien?

ARISTE.

Plut au ciel !
. . . . . . Entre nous, ma faiblesse
Est de rougir d'un titre et venerable et doux,
D'un titre autorisé, du beau titre depoux,
Qui me fait tressaillir lorsque je larticule.
Et que les mœurs du temps ont rendu ridicule,
Ce motif, je le sen, n'est pas des plus sensé ;
Mais. . . .

DAMON.

Cest avec raison que vous vous dispensez
A tout autre qua moi den faire confidence ;
Et ce serait a vous une grande imprudence,
Si vous n'apuyez pas sur un autre motif
Dicté par l'interet, et bien plus positif,
Celui de menager un oncle fort avare,
Quoique puissamment riche, assez dur et bizarre
Pour vous desheriter indubitablement,
S'il vous sait marié sans son consentement.
Voila pour votre femme une raison puissante.

XXIII.

ARISTE.

La rage de parler est encor plus pressantes,
Mais ma femme, apres tout, nest pas la seule ici
Qui mexpose a l'écla, et me met en souci :
Sa sœur, plus imprudente, et si capricieuse,
Quun moment elle est gai, un momeut sérieuse ;

Riant, pleurant, jasant, se taisant tour à tour,.
Enfin, changeant dhumeure mille fois en un jour ;
Sa sœur, votre future, et qui, par parenthese,
Vous donnera tout lieu d'enrager à votre aise,
Me met au desespoir par ses fréquens écars,
Et de plus, nous amene ici de toute part
Un ta doriginaux, dennuyeuse comere,
Qui me font avaler cent pillule amere,
Lorsque, pour mon malheur, je vais imprudemment,
Pour lui rendre visite, a son appartement :
Des que jentre, on se tait, on ce parle a l'oreille,
On sourit : par degré le caquet se réveille,
Toute parlent ensemble. Et ce que je comprens,
Par leur discour confu, leurs geste different,
Cest que ma belle-sœur, fine et dissimulé,
A mis dans mon secret la discrette assemblé,
Et que je dois compter que, dans fort peu de jour,
Jaurai pour confident la ville et les faubours.

DAMON.

Je suis au desespoir dune telle imprudence :
Et je vais de ce pas quereler d'importance
Madame votre femme et votre belle sœur.

ARISTE.

Non : je crois quil vaut mieux leur parler en douceur.
Mais avertissez bien ma prudente compagne,
Quelle me forcera de fuir à la campagne,
Et de my confiner pour nen sortir jamais,
Si le secret nest pas mieux gardé desormai.

DAMON (*avec un souris malin*).

Soit. Mais vous, employez votre art, votre sience
A vous mettre en état de prendre patience.

ARISTE (*sur le même ton*).

Et vous, pour mimiter, et par précaution,

Davance faites en bonne provision :
Vous en aurez, ma foi, plus besoin que moi-même.
Je connais Celiante, et je crains...

DAMON.

                    Moi je l'aime ;
Ses défaut naurait rien qui me put effrayer,
S'il ne s'agissait plus que de nous marier...

ARISTE (*seul*).

Je brule de le voir par lhymen engagé.
Plus il enragera, mieux je serai vangé.
           (*Il retourne à sa table et se remet à lire*).

XXIV.

Les succeis que javais preivu que cète pièce obtiendrais , ont reipondu à l'atante que jen avais fait concevoir a loteur , et on deconserté les mesure quavait prise contre lui une caballe énemi que les beautées reèle de cet excelant ouvraje on reduit au silanse. Imitez la conduite qua tenu selle de vos compagne que vous avez entandu louez, et pratiquez les vertues dont elle vous a constamment doné l'exemple. Vous avez du etre aussi contante que je lai été moi meme du chant de cète jeune personne que vous avez antendu chantez, et qui a obtenu les aplodissement de lassamblé nonbreuse qui se trouvàit reuni pour cète fete, que tout le monde a trouvé aussi agréable que brillante. Les dieu quont adoré les payen leur avait donné lexample de tout lès crime ; et la sote creidulitée des nacions les avait tèlement multiplié qu'il netait plus possible dan calculer le nombre. Aussi *Atlas* se plaigniait-il de ne pouvoir plus soutenir le ciel sur ces aipaules, a cause de la multitude infini de dieu quon y avait placé. Cette femme est né bienfaizante ; elle cest consilié lafection, et la reconessance de tout les malheureuz, quelle a toujour secouru avec la plus tandre solicitude. Un jour on dira delle, quelle a employé au soulajeman de lumanité soufrante tout les jour quelle a vécu sur la terre. Nous nous somes apersu qu'on nous avait volé. Nous avons reconu bientot que cétait les domestique de loberge qui setait randu coupable de ce volé. Nous nous en some plains au maître de la maison, qui les a fais venir tous devant nous. Nous les avons accusé, nous les avons interogé, nous les avons contraint davouez leur crime, et ils nous ont randu les bijou qu'ils nous avait deirobé.

XXV.

Les chagrains et les paine que ma cauzé la conduite de mon fils, sont devenu la source de cète mailancolie abituèle qui mine lante-

men ma vie.. Que de pleures nai je pas versé
dans le silanse de ces longue nuit que jai
passé sans fermez la popiere ? Mes yeux en
ont tant reipandu que jai failli a en perdre la
vu. En rappelant a ces jeunes gens les example que leur ont laissez leurs anceitres, les
vertues quils avait eux meme commensé de
pratiquer, les louange quils s'etait atiré de la
par de leur maîtres, on les aurait angagé a
ne point seicarter de la bonne voye dans laquelle ils était entré. En agissant a leur egar
avec trop de cevéritée, on les a rebuté complettement ; il se sont dégouté du travaille ;
ils se sont livré à la dissipacion., ont refusé
découter toute les represantation qui leur
était adressé, et semble setre plu a faire tout
le contraire de ce qu'on atendait deux. Il ne
sufit point de conaitre la téorie d'un art, il
faut encore savoir faire laplication des prinsipe qu'on a étudié, des regle qu'on apprise.
Combien de gens se sont livré pendant plusieures année a letude de la géométrie, et ne
serait point en état darpanter deux hectare
dans les champ ? Quant on songe aux dificulté
sans nombre que notre jeune parante a eu a
vaincre, au couraje et a la paciense quelle a
montré, aux disgrace quelle a bravé, aux dan-
gez dont elle sest garenti, on ne peut sempei-

cher de lui rendre la justice qui lui est du, et
ses enemi meme sont forcé de convenire que
cest une des fille les plus vertueuse qu'ils ait
jamais conu.

XXVI

Les succeis qua obtenu cette bagatèle ne
mont point aveuglé sur ses défaux. J'ai sentis
que je les devais moins aù méritte de louvraje
qua lindulgeanse du public, et j'ai revu mon
livre avec tout le soin dont je suis capable.
Cette edition diferre presque entierment de la
premierre : cinq cent vers suprimé, et douze
cens ajoutés en fond, pour ainsi dire, un
ouvraje nouveau ; des vers faible ou de
mauvais gout on disparu. Le poette Delille,
qui mhonorait de son amitiée, mavait engajé
à multipliez les épizode dans mon ouvraje ;
il pensait que quelques historietes placé à
propoz, devait delasser le lecteur fatigué
des détailles quelquefois aride de la science.
Quelque soit cepandans les changement que
jai fait a mon livre, on ne doit point satendre a y trouvez des idée aprofondie de
la siance : je nai, pour ainsi dire, quéfleuré
mon sujez, mon dessein etant plutot dinspi-
rez le gout de la phisique que den devoiler
les mistere les plus secrez. Voltaire a dit,

en parlant de ses ELEMENTS DE NEWTON : *Je fais come les petits ruissaux ; ils sont transparans, parce qu'il sont peu profons.* Et moi, qui sent toute ma faiblèce, je me regarderai comme très-heureuz, si le lecteur fait a mon ouvraje laplication de cète pensée.

Cète Sophie, qui avait toujours dédainié les idée nouvèle, était devenu toute a cou ladmiratrisse de Lavoisier. Seduite par les expérianse de cet homme surprenant, elle resolu détudiez la phisique. La chose étant décidé, il falut songer à rendre amusante des expérianse et des découverte souvent abstraite. Les dificultée ne me rebuterre point. Je fis un grant nombre dessai, je me nouris de la lecture des bons auteur. Peu a peu le chaoz ce debrouilia, mon plan saggrandit, et je comensai a ecrire. Tel est lorigine de se livre ; et, si une chose peu me faire pardonez ma temeritée, cest que je nai dautre but, dans mon travaille, que de donner le gout de la siance ; et dofrire une esquice des découverte principalle de la phisique et de la chymie. La secheresse des sujez que jai eu a traitez était souvent desesperante. Pour y jetter un peu de varietée et dagrément, et pour sortir des routes deja tracé, je resolu dentremeler ces essai de quelques morcaus de poesie. Instruire en amusant, tel est la fin que je me suis proposé.

XXVII.

Essayons d'esquicer le phenomenne de lunivert. O magnificense! coment contempler a la foiz tant de merveille! Les detailles echapent aux calcul, et lensenble au génie : le cœur ne peut sufir a tant damour, la reconessanse a cète multitude de bienfaiz ; et limaginacion meme reste epouventé devant la grandeure de la creacion.

Qui pindra la verdure et les fleuré? qui pindra l'océan, les fleuve, les ruisseau, les fonteine? qui devoillera leurs secrez? Voyez ce jouez dans les aire, dans les eaux, et sur la terre, cète multitude varié d'animeaux, depuy laigle jusquau moucheron, depuy l'elephan jusqua linsecte inperseptible ; intérogez les echo ; voyez l'éclaire, la foudre, les orage, l'arc en ciel : coment ne pas desirez de conaitre les cause de ces merveille? On les cherche, on les etudi, on en saisi quelquez une ; mais toujour la premieire reste invisible, et la pensée de Dieu peut seulle lexpliquez.

> Et tout à coup, cédant aux désire de mon cœur,
> Je voulus adorez Dieu, lauteur de mon être ;

Et je dis a la terre : Est tu le createur
    Que mon amoure cherche a connaître?
Et la terre me dit : Je ne suis point ton Dieu.
Et je dis a la mer, à l'aire, au vent, au feu :
Etes vous lEternel que l'univerz adorre?
Verd lorient alor ayant tournés mes pas,
Et tout m'on répondu : Nous ne le some pas.
    Je demandai lEternel a l'aurore.
Lastre de luniverz savance radieux :
Dun seule de ses rayon il embrâze, il eclaire
Toute limmancitée de sa noble carieire,
Et je fus ebloui du spectacle des cieuz ;
Et le soleil me dit : O mortèle téméraire,
Tu voudrait contemplez Dieu dans sa magestée!
Leve les yeuz, soutient leclas de ma lumiere.
Je suis obscure devant le maître du tonère,
Je puis servire de voile a la divinitée.
Home! voi ton néan, et gardes le silense.
La mort disipra bientôt ton ignoranse.
Mais laisse en atendant coulez tes jours en paiz ;
Et reconnais le Dieu qui t'aprent sa puissance,
En rependant sur toi d'innonbrable bienfaits.

Eh bien! si je ne puiz contamplez le createur, j'essayerai de le connaître par ses œuvre.
Je mélevrai a la cime des mons pour y étudiez
la sourse des fleuve ; je verrai les oraje ce for-
mez et la foule grondra sous mes piez ; en
trouvant le sin de la terre, je vous montrerai
les cristaux, lor, le diaman, caché sous la
verdurre, comme pour laissez la place aux
véritables richesse ; je demandrai aux abimes
la cause de ces feux qui donne des spec-

tacle si efrayant et si magnifique; et, remon-
tant enfin a la surface du globe, j'essayerai
de devinez coment, du sin de la poussieire
aride, on voit éclorre les boiz, les fleure, les
moisson.

XXVIII.

Tandi que Newton deconpoze la lumieire
et dirije le cour des astre, Buffon expose les
merveille de la creacion, et fait, pour ainsi
dire, passer luniverd sous nos yeuz.

> Ce superbe courcier, qui du piez bât larene,
> Qui, pret a s'élancer, mort le frin qui l'encheine,
> Hennit, et balansant ses lons crins ondoyant,
> Vole et prent son essor, aussi pront que les vens;
> Cet animal util, et pourtant qu'on méprise,
> Don le nom, mais a tord, exprime la sotise,
> L'ane, qui, chaque jour, aporte sur son doz,
> Dans le sin des citée, les tribus des hamaux,
> Et qui, du laboureur secondant lindustrie,
> Defriche ce terein sans culture et sans vie;
> De quels traits par Buffon ils sont peins tous les deux.
> C'est le courciez lui-même : impacient, fougueux,
> Au bruit de la trompète, au cliqueti des arme,
> Il emporte son maître au milieu des allarme,
> Sans crinte entent l'airein tonez de toute part,
> Et foulle sous ses piez les cadavres épart.
> Voila bien l'ane aussi : pacient et docil,
> Moins beau que le cheval, mais non pas moins util;
> On ne l'atelle point a nos chars opulans;
> Mais humble, il vit et meure dans sa maison des chans.
> Quand du roi des forez Buffon m'offre limage,
> Je croi voire le lion, avide de carnage,

S'élançant tout-à-coup au milieu d'un troupeau,
Combatre, terrasser, dechirer un taurau ;
Et, les crinz herissé et la gueule sanglantte,
Il rugit, et partout il répant lepouvante.
Mais sa fureure ce calme : avec quelle fierté
Il savance : son port est plin de majestée.
En lui les animauz ont reconnu leur maître ;
Tous ont fremiz de crinte en le voyant paraître.
Ainsi, de la nature habil observateur,
Buffon peins dignement lœuvre du Créateur ;
Il di le cerf légez, roi du boiz soliteire,
Le chevreuil inocent, le tigre sanguinaire ;
Il surprent du castor les secrezs mervelieux ;
Pour pindre laigle altiez, il le suis dans les cieux ;
Et quand du colibri, bijou de la nature,
Il veux montrez l'éclat et la riche parure,
Soudin l'oizeau, couver des plus vives couleure,
S'ofre à nos yeux charmé, volant de fleur en fleur.

Ainsi l'éloquence de Buffon sais reproduire les trais de tous les animeaux. Cest peu de les avoir peint, il veut encor assister à leur création et à celle de luniverd.

XXIX.

Scène IV du 1ᵉʳ acte du Philosophe marié.

(Ariste est dans son cabinet, et Finette l'observe quelque temps avant que de parler).

FINETTE.

(A part.)   *(Haut.)*
Toujour lire ! Monsieur ! Madame votre femme...

ARISTE.

Crie encore plus haut.

3

FINETTE (*élevant la voix.*)
                    Très-volontiers... Madame
Votre...

ARISTE.
J'ai défendu cent fois, depuis deux ans,
Que jamais ce mot là fut prononcé céans :
Ne t'en souvient-il pas ?

FINETTE.
                    Oui : mais quand je l'oublis,
Quel tort vous fait cela, Monsieur, je vous supplie !

ARISTE.
Premièrement celui de me désobéire.

FINETTE.
Passe.

ARISTE.
Secondement...

FINETTE.
                    Jenrage. A vous ouïr,
On simaginerait que cest faire un grant crime
De donner a madame un titre légitime.

ARISTE.
Finette !

FINETTE.
Quoi, monsieur !

ARISTE.
                    Il faudrait mecouter.
Quand je parle.

FINETTE.
                    Ah ! Vraiment, qui voudroi saretez
A tous vos baus discours, et les suivre a la lettre,
Ne cesserait jamais...

ARISTE.
                    Voulez vous bien permettre
Que je dise deux mots ?

FINÉTTE.

Quatre, si vous voulez.

ARISTE.

Vous savez quun secrez...

FINETTE.

Deuz an sont écoulé
Depuis que nous menons une vie équivoque :
Je n'y puis plus tenire ; le secret me suffoque.

ARISTE.

Ma paciense, enfin, pourrait bien se lasser.

FINETTE.

C'est consciense a vous de vouloire forcer,
Pendant deuz ans entier, des femmes à ce taire.
Pour moi, j'aimerais mieuz vivre en un monasteire,
Jeunez, priez, veillez, et parlez tout mon soul.

ARISTE (se levant.)

Parlez, morbleu, parlez ; je ne suis pas si fou
Que de vouloire tenire vos langues inutile :
Sur un point seulement, quelles soient immobil ;
Ce n'est que sur ce point que je lai prétendu.

FINETTE.

Oui : mais ce point, monsieur, c'est le fruit defendu ;
Et voila justement ce qui nous affriande.
Parmi vingt bon ragout, la plus grossieire viande
Que l'on me deffendrait constamment de goutez
Sérait le seul morseau qui pourrait me tentéz.
Jugez, après cela, si je n'ai pas la rage
De parlez librement de votre mariage.

ARISTE.

Quel travert ! quel esprit de contradixion !
Quel fonds dintemperanse et dindiscrécion !
Voilà les femmes.

FINETTE.

Soit... Mais, tel que nous sommes,
Avec tous nos défaux, nous gouvernons les home,

Meme les plus hupé; et nous somes l'eccueil
Où viennent échouez la sagesse et lorgueil.
Vous avez la raison, et nous avons les charme.
Le brusque philosophe, en ses sombres humeure,
Vainement contre nous élève ses clameure.
Ni son air renfrogné, ni ses cri, ni ses ride,
Ne peuve le sauvez de nos yeux homicide.
Comptant sur sa siense et ses reflexions,
Il se croit a l'abri de nos seduxions :
Une bel paraît, lui sourit et lagace ;
Crac... au premier assaut elle emporte la place.

ARISTE (à part).

Voilà precissement mon histoire en trois mots.

XXX.

Les livre que j'ai acheté mont couté quatre vingt francs. Ceux que j'avais acheté le mois dernier mavait coûté quatre vingt six franc. Que de peine a couté à ma sœur cète malheureuze affaire qu'elle sest obstiné a entreprendre, quelle a entreprise malgré tous les avis que je lui avait donné à ce sujet! Combien de fois ne sest-elle point repenti, ou du moins combien de fois na-t-elle pas du se repentir de navoir point suivit mes conseils? Les demarches que vous mavez pressé de faire pour obtenir la place que je métais proposé de ceder ensuite a mon fils, nont point eu les succès que jen avais espéré. Les personne qui mavait promis dappuyer ma demande se sont laissé decouragez par les première difficulté

quelles ont rencontré. La methode que nous
avons suivit nest pas aussi bonne que je lavait cru. Jai toujours saisi avec empressemént
le peu d'occasions que jai trouvé de vous obli-
gez. Le peu de reconnaissance que vous men
avez marqué ne ma point empeché de vous
rendre encore dernierement tous les service
que j'ai pu. Je vous invite a profitez du peu
de considération que jai obtenu auprès des
nouveau ministre pour soliciter encore, par
ma médiation, la place que vous avez désiré
depuis longtemps d'obtenire. Les mauvaises
herbe quon a laissé croitre dans ce champs
ont beaucoup nui aux légume qu'on y avait
semé. Quelque soit votre conduite a mon
egart, quelques sujet de mécontentement que
vous mayez donné, quelques nombreuses quait
été vos fautes, je me suis toujours moutré fort
indulgent envers vous. Vos discours, tout
seduisant quil sont, vos promesse, toute belle,
toute avantageuse quelle paraisse, ne sçaurait
me tentez. Votre fille, toute aimable quelle
est, n'aura pas plus de crédit auprès de moi.
Les soin que j'ai sçu que mon frère sétait
donné pour me faire gagnez mon proces mont
reconcilié avec lui. Nous nous étions brouillé
il y a plus de trois ans. Nous nous somes donc
raccomodé et nous nous somes engagé a evi-

tez désormais tout sujet de brouillerie entre nous. Nous ne violerons jamais la foi que nous nous somes doné à cet égarl. On se souviens froidement des plaisire qu'on a gouté, on se rappelle avec plaisir les bones action quon a faite. J'ai cherché dans la religion les consolation qui métait nécessaire, et mes peines se sont adoucie.

XXXI.

Jai rencontré vos cousine, et je les ai salué. Votre tente les a ramené a la ville longtemps avant l'époque quelle avait fixé pour son retours. Une afaire impreivu la forcé a revenire a Paris. Vos jeune parante ne setait accoutumé quavec peine au sejour de la campagne. Les premiez mois quelles y ont passé, leur ont paru bien lons. Mais elles setait enfin resigné a vivre dans cette triste solitude qui leur avait dabort tant deplu.

Depuis quelles etait sortie de pencion elles avait abandonné létude et même la lecture. Elles ne setait plus ocupé ni du dessein ni de la musique. Mais, dans leur retraite, elle ce sont décidé a reprandre leurs étude. Elles ont dabort réglé l'emploi de leurs journée, et se sont faite une loi de ne point secartez du plant qu'elle setait tracé. Elle ce sont assujetti a ce levez tous les jour a six heures. Elles se sont proposé détudiez, depuis leur lever jusqu'au dejeunez, la géografie et lhistoire, quelles avait négligé daprendre dans le pencionat ou elles ont été elevé. Elles dejeunait a neuv heurs, et sexersait ensuite sur leurs instrumant jusqua onze heurs et demi. Elles jouait ou ce promenait jusqua une heures. Elles lisait alors ensemble le Cour de Littérature de *La Harpe*, et dautre bon livre, dont elle setait accoutumé a faire des extrès. A trois heurs, elle soccupait de leurs ouvrage a laiguille jusqu'au dinez ; après le dinez, elles se recreait pendant deuz heurs ; puis, elles reprenait leurs ouvrage à léguille jusqua lheure de la priere, quelles ont toujour fait en commun. Telle est la regle quelles setait imposé, et quelle ont constament observé. Je les ai prié de me communiquez les extrait quelles ont faits, et elles si sont preté de bonne grace.

XXXII.

Cette femme a toujourz employé au soulagemen des pauvre les richesse que la providanse lui avait departi ; elle s'en est servi particuliairement pour secourire le vieliart que les infirmité attaché a leur age avait reduis a letát dindigense, et pour faire elevez de malheureuz enfant que la mort avait privé de leurs parens. — Ces deuz écrivins se sont constamment elevé contre le mauvais gout qu'on a justement reproché à leur siecle, et ils ce sont fait des ennemi de tout ceuz qui setait imaginé que lesprit conciste dans les pointe et dans les jeu de mos. On les a accusé dune jalouzie dont il se sont toujours montré incapable. — Les éloge qu'on vous a prodigué, vous ne les avez mérité ni par votre aplication ni par votre docilitée. Votre mere sest appersu elle meme que toute ces louanges était du a la flaterie et a la complaizance. Les faute nombreuze que vous avez comise, aurait du areter ce torant dadulation. — La querelle que j'ai vu sengager entre ces deuz rivaus, est devenu vive et serieuze. Il se sont rancontré derniairement dans une promenade; il ce sont dit des injure, et ce serait battu, si on ne les avait empeché den venire a cette extreimitée. — Cette jeune personne sest randu odieuze par lhabitude quelle a contracté de contrefaire toute le monde. — Cette femme a été accusée d'avoir contrefait le sin du ministre, et sest trouvé convincu dun crime de fauz pour lequel elle a été justement puni. On apele crime de *faux* le crime de celui qui alteire une piece, qui en produit ciemment une fausse, qui dépose faux.

On appelle *faussaire* la personne qui sest rendu coupable de ce crime.

XXXIII.

Je vous remerci des servisses que vous m'avez randu : ce sont des faveure que je noublirai jamai. — Les chaleure qu'il a fait cette anée, nont duré que quelque jour. Il est fait de joli partie dans les bauz jours qu'il y a eu sur la faim de septambre. Quelque ait été les maux que nous avons eu a souffrire, nous les avons soufert paciemment. Quelque somme que j'ai eu a payez, je les ai toujour payé au terme échu. Adèle a obtenu toute les grace quelle a voulu, toute les faveure quelle a deziré, elle se les est vu accorder, aussi tôt quelle les a eu demandé. Ma fille sest laisé abatre par les chagrins auquelle elle sest laisé aller. Elle sest laisé devorez par lannui, et elle y a enfin succombé. Elle sest fané comme une rose quon brulé les vents du midy. Avant que de mourire, elle a revelé a sa mere la cause de ses peine. Elle nous à avouer tous ses torts, et nous les lui avons pardoné. Quelles chimère ne setait elle pas imaginé? Elle setait imaginé quelle netait point aimé de sa sœur Sophie. Cest la jalouzie quelle avait consu de cette sœur, qui l'a fait périre. Elle nous a dit quelle setait proposée plusieurs foi de nous ouvrir son cœur, mais quelle navait jamais osé le faire. Si elle ne setait pas tu si long tems sur la cause de ses chagrins, que nous navons jamais conu, que nous navons même pu soupçonner; nous nous serions appliqué a dissipez cette jalouzie et nous aurions sauvé cette malheureuze enfant, que la mort nous a otê dans le printems de sa vie. — A peine furent ils entré dans le vaissau, que, ne pouvant plus respirez, ils demeurent immaubil; car ils avait nagé trop lontems et avec effor pour résister aux vague. Peu a peu il reprire leur forse; on leur doua dautres habis, parce que les leur était apezanti par lau qui les avait penétré, et qui coulait de toute part.

XXXIV.

Quelque brillante que soit les couleure que lécrivin employe, quelque beauté qu'ils seime dans les détailles, si sa plume marche sans guide, et jete a lavanture des traiz irréguliez et des figures discordantes, lansamble choquera, ou ne ce fera pas assez sentire, et, en admirant lesprit de lauteur, on pourra soupçoner quil manque de génie. C'est faute de plant, c'est pour navoir pas assez reflechi sur leur objets, que des home desprit ce trouvent embarrasé, et ne savent par ou commenser a écrire.

Ils apperçoivent a la foi un grant nombre didée; et, comme il ne les on ni comparé ni sub-
ordonné, rien de les détermine a preiferez les
une aux autre; ils demeure donc dans la per-
pleixitée; mais, lorsqu'il ce seront fait un plant,
lorsquune foiz ils auront racemblé et mis en
ordre toute les pencée essenciel a leur sujet, ils
sappersevront aizémant de linstant auquel ils
doive prandre la plume, ils sentiront le point
de maturitée de la producxion de lesprit; il seront pressée de la faire eclore, il nauront meme
que du plézir a écrir : les idée ce succedront
aizément, et le stil sera naturel et facil; la
chaleure neitra de se plézir, se reipandra partout, donera de la vie a chaque expression,
tous sanimera de plus en plus, le ton seile-
vera, les objets prendrons de la couleure; et le
santimant, se joigniant à la lumière, logman-
tera, la portera plus loing, la fera passer de
se que l'on dit a ce quon va dire, et le stil de-
viendra interessant et lumineu.

XXXV.

Le Vieillard et les Trois jeunes home.

Un octojeinaire plantait.
Passe encor de batir ; mais planter a cette age !
Disait trois jouvençaux, enfant du voizinaje :
Assurement il radottait.

Quon cherche alieur des debut plus simple, plus net, plus vif, plus riche, dun tour plus piquant.

> Car au nom des dieu, je vous pries,
> Quel fruit de ce labeure pouvez-vous recueillir?
> Autant quun patriarche il vous faudrait vieillir.

Au nom des dieu est affectueux; *je voue prie* est familiez; *labeurre* est tres poetique : quon essaye de mettre *travail! Patriarche*, familier encore.

> A quoi bon charger votre vie
> Des soin dun avenire qui nest pas fait pour vous?

Il est dificil de dire mieuz la meme chose, et en moins de mos; *charger*, expression forte; *charger votre vie*, tour poetique.

> Ne songez desormais qua vos faute passé;
> Quittez le long espoire et les vastes pensée;
> Tout cela ne convient qua nous

Le caracteire du jeune homme est peins dans se discourt; le fond en est dézoblijean. *Songez a vos faute* tien de loutrage. *Quitez le long espoire et les vastes pensée.* Quel vers! quil est riche, quil est harmogneux! quel champ didée pour le lecteur! *Long espoire* est un latinisme qui fait bauté. *Tout cela ne convient qua nous :* cest la confiense du chesne.

> Il ne convient pas a vous meme,
> Repartit le vieillard. Tout etablissement
> Vien tart et dure peu.

Cette maxime, tres belle, tres importante, est placé, on ne peut mieuz, dans la bouche d'un vieliard dune expérianse consomée.

XXXVI.

La main des Parques bleme
De vos jour et des mien se jouc égallement.

Bleme fait image; c'est la *pale mort* d'Horace. Le poette a imité le reste de la pensée de l'auteur latin, mais en la rageunissant par un tours nouveau. Horace avait dit : *La pale mort heurte également du piez a la porte des roix et a celle des bergez.* La Fontaine dit : *La parquie bleme se jou également de la vie des jeune et des vieu.*

Est il aucun moment.
Qui vous puisse assurer d'un secon seulement?

Cet un résonnement plin de filosofie. On voit avec quel force il est randu; et quel est leffet du mot *seulement* placé au bou du vers.

Mes arrière-neveu me devront cct ombrage :
Hé bien ! défendez vous au sage
De se donner des soin pour le plaizir d'autrui?
Cela meme est un fruit que je goutte aujourd'hui :
Jen puis jouir demin, et quelques jours encore.

Il n'est rien de plus noble que ce sentiment. Si nos pere n'avait travalié que pour eux, de quoi jouirions nous?

> Je puis enfin conter laurore
> Plus dune foiz sur vos tombeau.

Ce tour poetique done un air gracieux a une pensée triste par elle même.

> Le viéllart eu raison : lun des trois jouvanseau
> Se noya dès le port, alant a l'Amérique ;
> L'autre, afin de monter aux grande dignité,
> Dans les emploi de Mars servant la république.
> Par un coup impreivu vit ses jours emporté ;
>   Le troisième tomba dun arbre
>   Que lui même voulait entez :
> Et pleurés du vieliard, il grava sur leur marbre
>   Ce que je viens de raconter.

Le caractère du viellart ce soutient jusquau bou. Il les pleurat, quoiquils lui eusse parlé a la vivacitée de leur age. Il gemit de les voir si tot moissonné.

XXXVII.

Des filou ont volé a ma sœur tous le bijou quelle avait emporté en partant. Je ne saurais vous dire les somes exhorbitantes que ces bijou lui avait couté. Ils fesait sa principale richesse. Aussi la voila compleitement ruiné. Elle avait entrautres chose une tres joli bague qu'elle nous a montré avant que de partir, et qui avait couté quatre vingt louis. Je lavais prié den faire présent a sa filleule ; mais elle sy est opiniatrement refusé. Pourquoi vos lettres

marive-t-elle toujour tout ouverte, toute de-
cachetté? Je cachète toujours la miène avec
tant de précaution! Jespere que dorenavent
vous cacheterez les votre avec le meme soin.
Ma cher tante, je vous avais prié d'apuyer ma
demande aprez de mon oncle. Mais je ne
pensais point que vous lapuyriez au dépends
de mes cousine. Je ne veut point que dezor-
mais vous appuyez mes demande au préju-
disse de vos enfant. Dans quelque semeine,
l'eglise nous preizantera des rameau beni; et
ci nous les recevons avec les dispositions convenable, nous serons beni de celui au nom du
quel les ministre sacré nous les auront offert.
Cete femme est bien malheureuze, et le sera
toujour, tant quelle ce livrera aux sentiment de
jalouzie qui lont agitté depuis trois an. Quelque
soit les tort de son mari, quelque juste que paraisse les peinte quelle nous a fait de lirreigula-
ritée de sa conduite, elle deverait pencer que les
pleures quelle a vercé jusqua ce jour ont été
inutile, et que les emportement au quel elle sest
laissé aler, sont plus propre a éloigner encore
d'avantage son épous qua le rammenez. Quelque deifauts quait un homme auquel une femme
ce trouve uni, ce n'est que par la patiance et la
douceure quelle doit chercher a len corigez.

XXXVIII.

Ma seur mecris que la mort de son amie a été baucou plus plus promte quelle ne lavait cru, quelle ne si était atendu. Je suis bien aise quelle se soit trouvé absente au moment de cette terrible catastroffe. Les legume que votre couzine a fait venir de sa maison de campagne, sont il aussi bon quelle nous la annoncé, et quelle sest plu a nous le repeter tout leté derniez? Votre cheval est un des plus bau que j'ai jamais vu. Julie, je vous avais prié de maporter un paquet de clou doré, et de prendre les plus bau et les plus lon que vous pouriez trouver, dussiez vous les payer six sou la pièce, et vous ne men avez aporté que de tres vilin et baucou trop cours. La victoire complette que nous avons ramporté, amene enfin la paix que nous navons cessé de désirez depuis tant danée. En matierre douvrages de prose et de vers, et surtout dans les piece dramatique, on dit quun auteur a bien ammené un insidant, une reconnaissance, etc., pour dire quil les a fais venir a propoz, quil les a preparé avec art; et, en matiere de contestation juridique, ou de disputte, on dit quune preuve est ammené de bien loin, pour dire quelle est recherché, quelle nest guerre naturel. On porte a plus de quatre vingt mille franc les somes que mon oncle a dépencé dans les divers voyage quil a fait. C'est une chose rare quun ami fidele et genereus qui soublie lui meme pour ne s'occuper que desinteret de son ami. Combien avez vous trouvé d'écu dans chacun des deux sac que vous avez reçu? Vous devez en avoir trouvé cent quatre vingt dans le premiez, et cent quatre vingt dix dans se secont. J'ai vu quatre vingt soldat qui ont batu six vingt hussars. Je ne me rapele plus aujourdhuy auquun de ce joli conte que vous avez écouté autrefoiz avec tant de plaisir, et que je me rappellais si facilement.

XXXIX.

Le peu de pistolles que jai ganié ont été dissipé en peu de tems, par le peu déconomi que ma femme a toujour aporté dans les deipanse de son meinaje. Je laisserai cependant a mes enfant plus de biens que je nen ai moimeme heirité de mes parans. Ma sœur sest fait réligieuse, et ne sen est jamais repanti. J'ai gagné vint mille francs en lan mille huit cents dix; mais je nen ai gagné que douze mille en lan mille huit cents treise. Mes enfans feront toujour mes plus cher delice. Je les ai fait pindre tenant un oisau chaquun sur son doit. Mes fille ce sont propozé daler vous voir demin matin ou demin au soir. Quelque bau que soit les endrois ou tu es, tu ti deplais. Quelquez endrois que tu aye vu, jen ai vu davantage. En quelque vilins endrois que ce soit trouvé ma sœur, elle si est toujours plu.

> Quelque soit mes destin, libre ou chargé de fer,
> Je prétens te haïr, meme au fond des enfer.

Ma femme etait parti toute eploré, elle est revenu toute rayonante.

> Cest Venus toute entière sa proye attaché.

Quelque soit nos ennemi, quelque nombreus quils paraisse, quelque partizan quils aye, quelque chaus que soit ces partisan, nous trionferons. Quant nous serons prez a paraîtres, nous paraîtrons, quoique on dise, quoique on fasse. Cet home a le cœur bon ; quand a la tete, elle est bien mauvaise. Une discution s'est elevé entre ces deux professeur qui se sont disputé fort longtems, et ne se sont pas entendu. Il ce sont déchiré a bel dent. Il se sont dit des vérité bien dure. Il se sont eux meme couvert d'oprobre devant une nombreuze assemblée.

XL.

La ville de Tobolsk, capitalle de la Sibérie, est situé sur les rive de l'Irtish ; au nort, elle

est entouré d'immance forez qui s'étende jusqua la mer Glaciale : dans cette espasse de onze
cents werstes, on rancontre des montagne aride,
rocalieuse et couverte de naiges éternel ; des
plaines ainculte, depouliée, ou dans les jours
les plus chaux de lanée, la terre ne deigelle
pas a un piez, de triste et large fleuve dont les
au glacé nont jamais arosé une prairie, ni vu
sepanouire une fleure. En avensant davantage
vers le pole, les cedre, le sapain, tous les grans
arbres disparaisse ; des broussailles de meleses
rampant et de bouleau nain devienne le seule
ornement de ces mizerable contrée ; enfin., des
mareis chargé de mouce ce montre comme le
dernier effort dune nature expirante , aprez
quoi toute race de vejetacion disparait ; neanmoin c'est la quau milieu des horreures dun
eternel hyvert, la nature a encor des pompe
magnifique, c'est la que les aurore boreal sont
freiquante et majestueuze, et quambrassant
lhorison en forme darc tres clair, dou parte
des colone de lumière mobil, elle donnent à
ces region hyperboré des spectacle dont les
merveille sont inconus aux peuple du midy.
Au sud de Tobolsk setand le cercle d'Ischim ;
-des lande parsémé de tombeau et entrecoupé
de lac ameir le seipare des Kirguis, peuple no-
made et idolatre. A gauche, il est borné par

l'Irtish, qui va ce perdre, aprez de nombreu deitour, sur les frontiere de la Chine, et a droite par le Tobol. Les rive de se fleuve sont nu et steiril; elle prezante a l'euil que des fragment de roq brisé, entacé les un sur les autre, et surmonté de quelque sapein; a leur piez, dans un angle du Tobol, on trouve le vilage domanial de Saïmka, sa distance de Tobolsk est de plus de six cent werstes. Placé jusqua la derniere limite du cercle, au milieu dun paiis deizert, tout ce qui lantour est sombre come son soleille, et triste come son clima.

XLI.

Cependant le cercle d'Ischim est surnomé l'Italie de la Sibérie, parce qu'il a quelque jour dété, et que l'hyver ni dure que huit mois; mais il est dune rigueure extreime. Le van du nort, qui soufle alort continuelment, arrive chargé des glace des deizers arctique, et en aporte un froit ci peinetrant et ci vif, que, des le mois de septambre le Tobol charie des glace. Une neige epeice tombe sur la terre, et ne la quite plus qua la fin de mai. Il est vrai qualort, quend le soleil comence a la fondre, c'est une chose merveilleuze que la promtitude avec laquel les arbre ce couvre de feuille

et les chant de verdure : deux ou trois jour sufise
a la nature pour faire epanouire toute ses fleures.
On croirait presque entandre le bruit de la
veijetation ; les chaton des boulaus exale une
odeure de rose, le cithyse velu sempart de tout
les endroiz humide ; des trouppe de cigogne, de
canars tigré, doyes du nort, ce joue a la surface
des laqs ; la gru blanche sanfonce dans le rozau
des mareis soliterre pour y faire son nit,
quelle nate industrieusement avec de petit
jong ; et, dans les bois, l'écureuille volant, so-
tant d'un arbre a lautre, et fandant lair a laide
de ses pate et de sa queu chargé de laine, va
ronjer les bourjon des peins et le tendre feuiliage
des boulau : ainsi, pour les etrez animé qui
peuple ces froide contrée, il est encore d'heu-
reus jour, mais pour les exilé qui les habite, il
nen est point.

La plupart de ces infortuné demeure dans les
vilage qui bordent le fleuve depuis Tobolsk jusquau limite du cercle d'Ischim ; dautre sont
relegué dans des cabane au milieu des chans.
Le gouvernement fournit à la nourriture de
quelques un ; ceu quil abandonnent vivent de
leurs chasse dhyver, presque tout sont en ces
lieu l'objet de la pitié public, et ni sont désigné
que par le nom de malheureus.

XLII.

Les cavaliez que nous avons vu arriver hier sont reparti se matin. Nous les avons vu traverser la place de la haute ville. Le bruis des trompete nous a revelié, et nous nous some levé prontement. Le bruit du galot des cheveaux a frapé aussi nos oreilles, et nous avons reconnu les deuz brigade qui etait arrivé la veille. Tout les abitant de la ville setait levé comme nous, setoit mis pareilmant a leur féneitres, et paraissait emervelié de voir une ci belle troupe. Deux des chevau se sont jetté or dès rans malgrez les efors des cavaliez qui vouloit les retenire. Ils se sont cabré plusieures fois, et nous avons crains quils ne blessasse quelquez uns des spectateur qui était dans les rue. Mais les cavaliez ont sçu les domter, et les ont ramené dans les rans.

La flote que nous avons vu mettre à la voile, a suivi la cote septantrionnal, cest tenu constament sous la protecxion des forts. Les prame anglaises que nous avons vu la semaine passé, ne ce sont point offert a nos regars depuis deuz jour. Je croyais que la brume dont la mer était couverte hier matin nous empeichait seul de les voir. Mais cette brume c'est dissipé, et

nous nappercevons auquun vaisseau ennemi
dans le détrois. Mon fils et moi nous nous
somes promené hier sur le sable de la mer.
La marée était basse. Tout le rivaje etait couvert dune foule nombreuze d'home et de femme. Nous avons vu lancer un corsaire a lau.
Nous somme rentré le soir, fort content de notre
journée.

XLIII.

Eloge de la vie champêtre.

Est il un etat plus seduizan que detre placé
loins de la coruption des ville, au milieuz de
linocence pastoralle et des retreite fleuris de
la nature? — Prezantez ces objetz a lanbicieux
agité par les orage des cour, il sera surprit
de gouter une paiz interieur qu'il navait point
connu; et, par un retours sur lui meme,
il envira lheureuze condition du pasteur. « O
« champs, secrie Horace, devenu courtizant,
« quant vous verrai-je! quant me sera-t'il
« permit doubliez, tantot dans le someil, tantot
« dans l'étude des ansien, et dans les heurs
« oizive les souci dune vie inquiete! » Comme
ces idée ci simple vous enchante, apréz les
reeit fatiguans quil a fait de la ville et de la
coure! Comme il est rammené par un charme
puissant a lamour des campagne! C'est le veu

de tous les home : ils ont baut santourer de la-
pareil des fete et de la ponpe des spectacle,
il nen est auquun qui naime a revoir un bau
jour de printems et dagreste paysages : on
quitte les jardin les plus fastueuz, pour seiga-
rer dans une prérie sovage, prez dun ruiceau
qui murmur doucement sur des caliou, et
senble apeller la reiverie. Cest alort que lhome
ce retrouve avec lui meme, il nest plus inpor-
tuné du luxe des grans et des monument de lorgueil : il est seul avec la nature, qui le console,
et qui porte a ses sens le baume de la joye avec
celui des fleure.

XLIV.

La prame que nous avons vu prendre ces
defendu avec une rare intrepiditée. La fregate
enemi qui sen est emparé, a faite une maneuvre
habil, et la separé des deuz autre prame qui
aurait pu la secourirre. Une fusiliade tres vive
cest engagé entre la frégate et la prame. Come
la fregate etait quatre fois plus forte que la
prame, celle si a du succombez. Mais elle ne
sest rendu quaprez avoir vu tomber son pilote, son comandant, et les deuz tierts de
lequipage. Elle sest vu alors réduit a amener,
et les Anglais lont amariné. Deuz matelos
ce sont jeté a la mer, et ont mieuz aimé

s'exposer à perire dans les flos que d'être emmené prisoniez en Angleterre. Leur courage
les a sauvé : aprez avoir nagé pendant une demi
heure, ils ont rejoint une prame qui les à reçu,
et leur a doné sur le chant tous les secours dont
ils avait bezoin. Tout nos batiment ce sont
batu avec un égale courage contre les vaissauz
ennemi. Ils les avait meme fait fuir la veille.
Mais les Anglais était revenu pendant la nuit
avec des forse supérieur. Nous avons été témoin
de se combat, et nous ne craignons pas de dire
que cest un des plus vif que lon ai vu se livrer
dans le detrois. Les nonbreuz spectateur, placé
sur le haut des dunes, ou sur les rempars de la
ville, on cru dabort que la fregate anglaise setait laissé prendre; et tous les cœur était pénétré
d'une grande joye. Mais cette joye cest changé
en une douleure profonde, lorsque nous avons
reconnu que cetait notre prame qui venait detre
amariné.

XLV.

Ma cousine, que javais prié de macheter une
douzène et demi de peiche, ne men a acheté
quune demi douzaine. Je lai prié de reiparez sa
faute le lendemain, et elle men a acheté deux
douzaine et demi; mais elle les a payé trop
chère. Ma sœur a désiré quon lui acheta un

pagnez de six vingt abricos pour en faire de la marmelade. Elle en a trouvé plus de quatre vingt qui était trop mur. Nous alames voir, la semaine dernière, lhospice des Quinze Vingt. Vous sçavez que cète maison a été fondé par S. Louis pour servire de retrète a troiz cent gentizome qui était revenu aveugle de lexpedicion de la Terre-Sainte. J'ai reçu les deux cent vint bouteille de vin de Bordeaux que vous mavez envoyé. Je vous les payerai à mon retoure, ainci que les quatre vingt bouteille de genièvre que vous avez bien voulu me céder. Quelqu'ait été nos fatigue, nous les avons suporté avec patience; quelque danger que nous ayons couru, nous les avons bravé; quelque dure, quelque nombreuze privacion qu'il ait falu nous impozer, nous nous y somes assujeti; quelque longue quait été nos soufrance, notre courage ne nous a jamais abandoné. Connessez vous tous les home celebre que le département de l'Aisne a vu naître? Le grand Racine, l'inimitable La Fontaine, et plusieurz autre ecrivins illustre, sont né dans se département. Parmis les grans homes que la ville de Genève a produits, on distingue surtout Jean-Jacques Rousseau.

Rien nest plus admirable que lindustry que deploye les oiseauz dans la construcxion de leurs nid. Lors que lez ephire ramenne le printems, et qu'un douz soleil fait renaître le feuliage, des trouppe doizeaux voyageure revienne dans nos climas, et comancent a chantez leurs amour. Un instint secrez les avertis de la naissance de leur petis.

Tout les lieu son peuplé de leur troupes volage ;
Les forez, les gazon, les rozau, les bocage,
Leur servent à cachez mil berceau charmant ;
Chantres harmonieux, architecte sçavant,
On les vois travalier a leur petits menages ;
Ils remplisse les air des plus joyeux ramage,
Et celebre lamour pour charmez leur travau.
Lun battit hardiment sa hute sur les eauz :
Pour mieuz la préservez des fureure de l'orage,
Il l'atache avec art au plante du rivage,
Et son nid, retenu par ces flexible neuz,
Balansé sur les flos, monte ou baisse avec euz,
Lautre construis le sien comme une pyramyde,
Et pour nous dérobez sa famille timyde,
Dun bec industryeuz eleve une cloison
Qui partage en deux par sa legerre maison.
Cependant le remiz sur une onde tranquille,
Vien suspendre son nid a la branche mobil,
De la maternitée goutte en paix les plaisir
Et livre son hamac au souffle des zephires ;
Tandis que des serpent la troupe fugitive
Rempe, glisse, se dresse et siffle sur la rive,
Et, l'œuil etincelant, contemple avec fureure
Le nid ou cet oizeau, reposant sans frayeure
Vois ses petits joyeux sortire de leurs coquile,
Et chante tendrement son aimable famille.

A peine tout ces nid sont ils achevé que les femelle socupent a pondre. Ces petis être si vif, si legez, si inconstant, devienne tout a coup fidels a leurs œuf. Les femelle ne chante pas, surment parce quetant destinés a restez sur leur couvé, ce talent auroit pû devenir funeste a leur petis, en atirant les chasseur. Cependant le male ce place quelqúefoiz sur un arbre voisin, et charme les peine maternéle par les symphonie les plus douce. S'il faut en croire Dupont de Nemours, qui, come vous le sçavez, conprenait le langage des oizaux, et a qui nous devons la traducxion de lhymne du rossignole, le male, pendant les couvé de la femèle, dit les plus joli chose du monde.

XLVI.

Il ce présente ici une observacion importante. Remarquez que, dans cette scene et dans les autres morceau que j'ai cité ou que je citerai come les meilleur, la diction nest point au dessous des sentimans et des idé, quelle noffre que très peu de faute et des fautes très légère. C'est une nouvel preuve de cette veirité que jai deja établi ailleurs, et que tout sert a confirmez, quen general il existe un raport naturel et presque infaillible entre la maniere de penser et de sentire, et celle de sexprimez ; que lune dépent beaucoup de lautre, et quil est rare que cette dépendanse nait pas un effet sensible. J'ai observé, après Voltaire, que tous les endroiz ou Corneille a le mieux pensé et le mieux senti, sont aussi ceux ou il a le mieux écri. Cest donc a tort que lon a voulu tant de foiz faire du talent d'écrire une facultée distincte et séparé des autre, surtout dans les poète, que l'on a voulu nous faire croir que, dans les mauvaise pièce de Corneille ou dans les mauvais endroiz de ses meilleur pièce, il ne manque quune versification plus soigné. A lexamen, cette assercion se trouverait fausse ; et ceux qui lon renouvellé a propos de Crébillon, ou ce sont trompé de même, ou voulait trompez. Ils ne songe pas que le style comprent les sentimens et les pensé, et que dans toutes les pièces faible de Crébillon, comme dans celles ou Corneille a été si inférieur a lui même, les sentimans et les pensé ne vale pas mieux que les vers. Sans doute que la diction est plus ou moins elegante, plu ou moins poéti-que, plus ou moins travaillé dans tel ou tel écrivain ; mais elle a dans chacun d'eux un différent caractère, et ce caractère meme est relatif a celui de leur talent. Mais généralement l'homme qui écri mal à mal pensé et ce qu'on voudrait faire passer pour un simple defaut de gout dans le style, est un défaut dans lesprit, et un manque de justesse, de netteté, de vérité, de force dans les idés et dans les sentiment. Pourquoi Racine est il celui des moderne qui a le mieux fait des vers? est ce seulement parce qu'ils sont très bien tourné? C'est parce que toute les idée sont juste et les sentiment vrai.

XLVII.

Mesdemoiselle, je suis faché de navoir point trouvé en vous les connaissance grammaticals que vous vous etiez flaté vous meme de possédez dans un si haut degrez. Vous avez du reconnaître avec chagrain combien ces pretencions étoit mal fondé, combien vous vous étiez abuzé dans vos pensée présomptueuse. Mais cète erreure dont vous vous etes appersu ne vous aura sans doute pas découragé. Au contraire, elle vous auras surement exsité a redoublez defort pour vous rendre plus familiere les regle de la grammaire que vous avez reconnu que vous ne poscediez encor quinparfaitement. Quelque difficile que soi ces

regle, quelque peines que vous ayez éprouvé
pour en faire une juste applicacion, vous ne
devez pas désesperez de voire enfin vos tra-
vaux couroné du succès le plus complet. Quelque soit les degout que vous aurons fait essuyez
ces regle seches et ennuyeuse, vous vous ap-
plaudirez un jour de ne vous etre laissé rebutter
ni par lariditée des précepte, ni par le peu de
succès que vous aurez obtenu dans le commencement. Vous sçavez combien de peines ces
regles ont couté au demoiselle qui vous ont
précédé dans la meme carrierre. Combien de
fois ne les avez vous pas vu toute affligé,
toute découragé de l'inutilitée de leurs efforts !
mais aussi conbien d'éloge, combién d'aplau-
dissemens leur a valu leur perseverance dans le
travaille ! Soyez sur que vous obtienderez les
meme succes que vous avez vu quelles ont
obtenu, si vous suivez leurs traces avec la
meme ardeure. Vous avez déja vaincu plus de
difficultées quelles nen avait surmontés à votre
age. La connaissance parfaitte de notre langue
est san doute plus difficile a acquerire que
vous ne laviez cru dabort. Mais aussi quelle
mérite y aurait il a la possedez, si vous laviez obtenu sans peine ? *A vincre sans pe-
nille, on trionfe sans gloire.* Vous m'objec-
trez peut être que vous vous êtes deja doné

beaucoup de peine. Mais ces peines sont loing
de pouvoir etre comparé au peine que s'etait
doné les compagne dont nous venons de parlez. Aussi, pendant les derniez moi quelles
ont passé dans cète maizon, elles ce sont
enfin ressanti de ne setre pas laissé découra-
gez par les epine quelles ont rencontré dans
la carriere que vous avez vu quélles venait
de parcourire. Ces regle que vous aurez dabort trouvé rebutante, et que nous vous auront forcé de rèpeter tant de foiz, ce grave-
ront enfin dans votre esprit pour nen plus
sortire, et vous direz avec nous qu*a force de
forger on devien forgeron.*

XLVIII.

Le mansonge et la véritée que vous avez
toujour confondu, que vous navez jamaiz
çu distinguez, sont bien opposé, bien aisé
a reconaître, et toujours surement discerné
par lhome qui a le sens droit. Vos sœur
sont entré dans ma chambre a mon insu,
sans que votre mère en ait eu connaisanse,
sans que les domestique les ait vu entrez;
et, à mon retours, j'ai trouvé tout boulvercé,
tous sans dessus dessouz. Vos cousine, quel-

que savante quelle soit, igniorent encor bien
des chose, quelle devrait ce montrez plus
empresçé daprendre. Quelque prix quelles
ait ranporté dans leur pencion, et quelque
soit les louange que leur on prodigué des
maitresse trop complaizante quelles avoit sçu
gagnez, quelles sétoit attaché par des soinz
assiduts et des flatteries inteirescé, je nai
point trouvé en elles les connaissances et les
perfection que je leur ai entandu attribuez,
que les homes et les femme se sont plu à leur
accordez. Leur douceure et leur sensibilitée
que jai entandu vantez si souvent, ne ce
sont encor manifesté ni enverd les domestique ni enverd les pauvre. Si josais vous
exprimez franchemant ma pencée a leur
égart, je vous dirais quelles on lair trom-
peure, et que je ne suis point la duppe de
leur hipocrisye. Les deux muźiciens etrangez que vous aviez invité a votre concert, et
que la sociétée a entandu chanter avec tant
de plaisir, ont exécuté plusieurs beaux duo
qui ont été vivemant aplaudi. Mais je suis
surpriz que personne nait applaudi la romanse
italiène que nous avons entandu chanter im-
mediàllement aprez louverture d'Iphigénie,
et qui cependant ma semblé très joli. Vous
sçavez, messieurs, que les caillouz et les

4.

épine que mes sœurs ont rencontré en ton-
bant, sur lesquels elle sont tombé, sur lesquel nous les avons vu tombé, sur lesquel
nous vous avons vu les poussez, les on mise
dans un état epouvantable, qui les a empeché
de sortire pendant plusieur jour. Elle ce
sont relevé tout écorché, toute dégoutante
de sang, les genous et les jambe toute emporté, la figure toute meurtri, les bras tous
disloqué.

XLIX.

On apèle disciple de Jésus-Christ ceux qui
suive la doctrine de Jésus-Christ, et prinsipale-
ment les apôtres, et les autre que le Sauveur
avait choisi pour prechez levangile. — Les
chevaux que vous avez atelé a notre voiture se
sont enpétré dans leurs trais. — Ma mère a été
ému de compascion a la vu des pleures que vous
avez vercé. — Ma bonne amie, tu as été trompé par les parolles enmielé de cète femme pleine
d'astuce, et tu le sera toujour toute les foiz que
tu ecoutera de pareil gens. Si vous ne venez pas
chez moi cet aprez midi, jirai vous voir demin
au soir, ou bien aprez-demin matin. Vou-
lez-vous que je vous renvoyes le parapluie
et la capotte que vous avez laissé chez moi, ou

qui y ont été oublié par votre femme de chanbre? Tullus navait plus dépouze; il rassen-
blait toute sa tendrèce sur son fils Numa. Le
ciel semblait vouloir recompensez les vertue du
vieliard par les don qu'il avait prodigué au
jeune homme. Tullus, de concer avec son roi, a
ordonné la fête de Cérès. Chaque anée avant
que de comancez la moisçen, tout les laboureur
paré de leur plus bauz habis, ce rassemble
dans la ville de Cures. Cest de la quil parte
pour aller au temple. Les joueur de flutte ouvre
la marche; ensuitte, vienne de jeune vierges,
portans sur leur têtes, dans des corbeils orné de
fleure, des ofrande purs pour la deesse. Les
enfan des laboureur marche après elles, vetu
de robes blanche, couroné de bluet, et condui-
sant le vorace animal qui se nourit des fruis
du chene. Cète troupe nombreuze, fiere de gar-
dez la victime, veut afccter une gravitée toujour derangé par leur joye bruyante. Leur pères
les suive dun pas tardiffe, en recommandant
le silance, et pardonnant detre mal obéi. Cha-
quuun deux porte dans ses mains une gerbe,
premice de sa moison. Les prinses, les guerrié,
les magistras, nont plus de rang dans se grand
jour, et cède le pas avec respect à ceux qui les
on nourri.

L.

Ces deuz home ce sont battu a cous de piez
et a cous de poins. On a appelé la garde, qui
est venu aussitot, et les a emmené piez et
poins lié. Vos deux cousines ce sont perdu en
veine démarche pour obtenir les deuz place
quon avait promis a leurs mari. Quels home
que les deuz Caton ! La France a eu ses César,
ses Caton, ses Pompée. Ces messieux vous
avait preté leur chevaus; ils demande quon
les leur renvoye, revoyez les leur. Tout ses
honeur, toute ses richesses et toute sa vertu
ce sont evanoui. Ce sont eux qui, rempant toujour, ce sont elevé ci haut. Mes frères ce son
vu enlever leur biens par un jugement contraire a toute les lois de la justisse. Je les ai
trouvé mourant de douleure. Ma sœur cest
laissé attendrire au recit de leur infortune. Je
lai vu vercer des larme sur le sort de nos maleureux frere. Cest elle que vos tante on vu
chez moi, lorsquelles y sont venu. Les deuz
portrais que vous mavez commandé, sont fais
depuis plusieur jour. Lorsque je les eu fini,
je vous les ai envoyé, et je suis bien surprit
que vous ne les ayez point reçu. Je les ai fais
porter au burau des messageries par un home
de confianse. Voila les femme que tu as envoyé

cherchez tes liqueures. Voila les liqueur que tu as envoyé chercher. Annette mavait demandé des poire ; je lui en ai envoyé vingt, quelle a trouvé fort bonne. Nous nous somes plu a vous contredir pendant toute la seance de la semaine derniere : mais nous nous en some repanti depuis.

LI.

Ces femme que vous avez laissé passer naurait pas du etre admise dans notre assemblée, pourquoi ne les avez vous pas empeché dentrez? Vous sçavez les chaleures quil a fait au mois de septembre : cest un des plus bau mois qu'il y ait eu cet anée. Ma tante est arrivé hiere au soir ; quant je lai enbracé, elle ma demandé de vos nouvelle. Elle regraite baucou les somes que son voyage lui a couté. Votre famille lui a rendu tous les servisses quelle a pu. Combien de grandes entreprise cet home a consu et exécuté pendant les quatre vingt an quil a vécu ! Votre mere, que jai vu, sest plaint de votre inaplicacion. Je vous envoye ci-joint uue lettre quelle m'avait déjà ecrit à ce sujet. Les enfans que vous avez fais tomber en passant, se sont laissé apaisez par les fruits que nous leurs avons ofers. Prens les deuz grans et joli chevaus que tu a vu dans l'ecuris, et menes les a. l'abreuvoire que je tai montré se matin. Tes crime, quelquil soit, te seront pardonné, si tu invoque la clemanse divine avec un cœur contrit et humilié. Quelque grans crimes que tu aye commis, ne desespere point d'en obtenir le pardon : car la misericorde de Dieu est infini. Quelque grans que soit tes crimes, la misericorde de Dieu est encor plus grande.

Quelque crimes toujours precedent les grans crime.

LII.

On dit que quelque signe de revolte ce sont manifesté. Conoissez vous quelque nouvelle qui vaille la paine detre raconté? Trajan est un des plus grans prinse qui ait regné. Ces jeune demoiselle que vous avez laissé jouez trop lontemps, n'ont pas rampli la tache que je leur avait donné à faire. La piesse nouvelle que la polisse a laissé jouer ma paru aussi contraire aux mœurs quau bon gout. Ruth, que Booz avait ancouragé a glanez dans son chant, fut ensuite reconnu par ce sage viéliart pour etre de sa famille, et aprez quil leut reconnu pour sa parante, il lui offrit sa min. Les succeis que jai sçu que vous avez obtenu dans la campagne que nous avons terminé avec tant de gloire, ont calmé les chagrains que mavait causé votre depars. La tapisserie que vous aviez comandé quon vous fit, nest point achevé. Les maladie quil y a eu parmis nos ouvriez, ont retardé l'exécution de ce belle ouvrage. Jai vu les estampes que vous avez acheté; je les ai trouvé très bel. Je suis surprit que vous ne vous les soyez pas procuré plutot. Votre amie ma comuniqué les difficulté qui prolonge son sejour a Paris. Je ne me les serais pas imaginé. Ses parens ce sont donné tous les mouvemens quils ont pu pour les louez. Mais tout les efors qu'ils ont fait ont été inutile. L'alouette que vous mavez donné, sest laissé mourir de fain. Mes amis ne ce sont point trouvé au rendez-vous qu'ils m'avait doné. Je les ai atendu pendant une demie heure; et ils ne sont point venu.

LII.

Votre amie viens de faire baucou de dépance : elle cest fait pindre; elle a acheté de bel robe, et baucou de bijou. Elle cest imaginé que cela la rendrait plus inteiressante. Elle setait laissé séduir par le mauvais exemple des damme de société; mais elle a bientot reconnu quelle setait trompé; et elle cest repanti de toute les deipence quon lavait excité a faire. Les prune que vous mavez doné, je les ai mangé, et je les ai trouvé fort bones. Les bel perdris rouge que javais trouvé, je les ai laissé anvoler. Cest hiers, je croi, quelle ce sont anvolé. Les tourterelles que javais elevé, je les ai laissé mourir de fain; quant à celle que javais doné à ma seur, elle les a laissé tuez par son fils. La tasse qui mavait été donné pour etreine, je lai laissé tomber. Elle a été cassé en mil morsaus. L'épeingle que javois reçu de ma tante, je lai perdu. Je lavoi laissé dans ma tante, je lai perdu. Je lavoi laissé dans ma chambre; quelquuun la emporté sans que nous nous en soyons apersu. Jai reçu les lettre, que vous maviez adressé au sugez de la faire que je vous avais propozé; et jai reconnu, comme vous, que, si nous lavions entrepris, nous y aurions rancontré des obstacle que je navais pas praivu dabort. La jeune compagne a qui ma couzine a confié ses secrez, ne cest point montré discrette. Elle a compleittement abusé de la confianse que ma couzine avait mis en elle. Ma couzine a été lontems inquiette des suites qu'aurait cette indiscretion. On a reçu la nouvelle de deux combas qui ce sont livré a la hauteure du Texel.

LIV.

Charlemagne.

Charlemagne avais montré que le geinit dun grant preinse a plu de pouvoir pour reiformez son sieicle que son sieicle nen a pour arretez son geini. Son epoque est la premieire et la plus importante de lhistoire moderne. Seul il parait avec éclat au milieu des teineibres universel quil dissipe un moment; et son nom imprime encor quelle que grandeur au bersau des mo- narchis moderne, qui ne sont que des débris de son empire.

Mais l'Europe, quant il disparut, retonba dans se caho de barbari ou il avait si rapidement jetté les plus grans trais de lumieire. Rome quil avait en quelle que sorte fait sortire des ruynes acumulé par les Goths, les Vandales, et les Lombards; Rome, dont il retrouva les anciène borne, et qui reprit avec lui vingt septres quelle avait perdu, Rome mourut presque toute antière avec se nouveau César, et ne fut plus quun souvenir.

Le vaste empir que se grant homme avait elevé et soutenu prez de cincante an, ecraza sous son pois ses trot faible successeur. On ne voit aprez lui que des ceine d'opprobre et de dezolation; des nevœus égorgé par leur oncle, des frere ce combatant avec toute la férocilée dune ambition qui nest jamais justifié par le talant ; un pere deitroné par ses propres fils ; des eveiques, complisse de se forfait, condannant un feible monarque, qui par lexceis de sa bassèce, a meirité quon ne pleignit point lexceis de son malheur.

A ces calamitées intérieur se meile des calamitées etrengeire. Le nor vomit encore des esseins de barbare qui fonde sur lempire de Charlemagne, come autrefois sur le premier empire romain. Ils en ravage toute les partis ; et les lache dessendant de Charlemagne, aincapable de ce defandre, acheite, avec leurs villes et leur provinsse, les servisses de leurs puissants favorits. Ces favorits eux meme, agrandi aux depends de leurs maitres, deviennent aussi redoutable à la France que les uzurpateurs etrangez. Tout veullent être souverains, des quun seule nest plus digne de lettre.

(M. DE FONTANES.)

LV.

Combas des Thermopyles.

Pendant la nuit Léonidas avait été instrui du progrez des Perses par des trensfuges échapé du can de Xerxès ; et le lendemin matin,

il le fut de leurs succeis par des sentineille ac-
couru du haut de la montagne. A cette terrible
nouvel, les cheffes des Grecs sassembleirent.
Come les uns était davis de seiloiniez des Thermopyles, les autres dy restez, Léonidas les
conjura de ce reizervez pour des tems plus
heureux, et deiclara que, quant a lui et a ses
compagnons, il ne leur était pas permi de quiter un poste que Sparte leur avait confié. Les
Thespiens protesteire quil nabandonerait point
les Spartiates; les quatre cent Thébains,
soit de gré, soit de forse, prire le meme parti; le reste de larmée eut le tems de sortir du
défilé.

Cependant ce prinse ce disposait à la plus
hardi des entreprises. « Ce nest point icy, dit
il a ses companion, que nous devons conbat-
tre; il faut marcher a la tante de Xerxès, lim-
moler, ou peirire au milieuz de son can. » Ses
soldas ne reipondire que par un crit de
joye. Il leurs fait prandre un repa frugale,
en ajoutan : « Nous en prendront bientot
un autre chez Pluton. » Toute ses parolle
laisai une inprécion profonde dans les esprit.
Prez dataquer l'ennemi il est eimu sur le
sort de deux Spartiates qui lui était uni par
le sang et par lamitiée : il done au premier une
lettre, au secont une comicion secreite pour les

magistras de Lacédémone. *Nous ne somme pas icy,* dise t'il, *pour porter des ordre, mais pour combattre;* et, sans atendre sa raiponce, il vont se placer dans les rans quon leur avait assinié.

Au milieuz de la nui, les Grecs, Léonidas a leur tete, sorte du deifilé, avansent a pas redoublé dans la plaine, renverse les poste avensé, et peineitre dans la tente de Xerxès, qui avait déja priz la fuite; ils entre dans les tente voizine, ce reipande dans le can, et se rassasie de carnage. La terreure qu'ils inspire ce reproduit a chaque pas, a chaque ainstant, avec des sirconstanses plus efrayante. Des bruys sours, des criz afreux anonce que les troupes d'Hydarnès sont detruite, que toute l'armée le sera biento par les forse réuni de la Grèce.

LVI.

Les plus courajeus des Perses, ne pouvans entendre la voiz de leur generaux, ne sachant ou portez leur pas, ou dirigez leur cous, se jetait au hazart dans la meilée, et perissait par les mins les uns des autres, lorsque les premier reyon du soleil ofrirent a leurs yeux le petit nombre des vinqueur. Ils se forment aussitot, et ataque les Grecs de toute pars. Léonidas

tombe sous une greile de trais. Lhoneure dan-
levez son cors engage un comba terrible antre
ses conpanion et les troupe les plus aguerri de
larmée persane. Deux frère de Xerxès, quantitée de Perses, plusieur Spartiates i perdire
la vie. A la fin, les Grecs, quoique épuizé et
afaibli par leur pertes, enleive leur general,
repousse quatre foiz lennemi dans leur retreite; et, après avoir ganié le défilé, fran-
chisse le retranchemant, et vont ce placez sur
la petite coline qui est auprez d'Anthéla : il
ci defendire encor quelque momant, et contre les troupe qui les suivait, et contre celles
qu'Hydarnès avait amené de lautre coté du
deitrois.

Ombres genereuse, votre memoir subsistera
plus longtemps que lanpire des Perses auquels
vous avez reizisté; et, jusqua la fein des cieicles,
votre exemple produirat dans les cœur qui ché-
risse leur patri le recueillement ou lentouziasme
de l'admiracion.

Avent que laxion fut terminé, quelque Thébains, a se quon preitant, ce rendirent aux
Perses. Les Thespiens partagere les explois
et la destinée des Spartiates; et cependant la
gloire des Spartiates a presque eclipsé celle des
Thespiens. Parmis les cause qui ont influé sur
lopinion public, on doit observez que la rezo-

lucion de perire aux Thermopyles fut dans
les premiers un progez consu , areité et suivi
avec autant de sanfroit que de constance ; au
lieu que dans les secons se ne fut quune saillie
de bravour et de vertue , excité par lexemple.
Les Thespiens ne s'éleveirent audessu des autres
homes que parce que les Spartiates cétait élevés
audessu deux meme.

LVII.

Lacédémone sanorgueillit de la perte de ses
guerriez : tout se qui la conserne ainspire de
linteireit. Pendant qu'ils était aux Thermo—
pyles, un Trachynien, voulan leurs donner une
haute idé de larmé de Xerxès, leurs disait que
le nombre de leur trais sufirait pour obscurcire
le soleil. *Tant mieux*, reipondit le Spartiate
Diénécès, *nous combaterons a lombre*. Un autre,
envoyé par Léonidas à Lacédémone, etait retenu au bourg d'Alpénus par une fluction sur les
yeux : on vin lui dir que le detachement d'Hydarnès était desséndu de la montagne, et pei-
neitrait dans le deifllé. Il prant aussitôt ses
armes, ordonne a son esclave de le conduir a
l'ennemi, lataque au hazart, et reçoit la mort
qu'il en attendait.

Deuz autres, également absans par ordre du

général, fure soupsoné a leur retoure, de navoir
pas fait tout leur efors pour ce trouver au combat. Se doute les couvrei d'infami : lun saracha
lai vie ; lautre n'eut dautre ressource que de
la perdre quelque tems aprez a la bataille de
Platée.

Le deivouement de Léonidas et de ses com-
pagnion produisi plus deffet que la victoire la
plus brillante. Il aprit aux Grecs le secrez de
leurs forses, aux Perses selui de leur faiblèce.
Xerxès, efreyé davoir une ci grande quantitée
d'homes et si peu de soldas, ne le fut pas moins
daprandre que la Grèce ranfermait dans son
sin une multitude de defenseur aussi intrepide
que les Thespiens, et huit mil Spartiates sem—
blable a ceux qui venait de peirire. Dun autre
côté, létonnement dont ces derniez remplire les
Grecs, se chanja bientot en un dezir violan de
les imiter. Lambition de la gloire, lamour de
la patri, toutes les vertu fure portés au plus haut
degrez, et les ames a une eleivacion jusqualors
inconnu. C'est la le tems des grande choze, et
ce nest pas celui qu'il faut choizir pour donnez
des fers a un peuple libre.

BARTHÉLEMY (*Voyage d'Anacharsis*).

LVIII.

J'ai touché troiz mil frans en lan mil huit
cens sept, dans la ville de Lubeck, qui est a
sinquante mil de celle que jai habité depuy deuz
an. Ma sœur, que jai vu pindre, employe de
bones couleur. Jai été dans le fon de mon département; jy ai fait des fon pour me procurer un
fon de terre, mais je ne fais pas fon sur la parole
quon ma doné. Jai acheté le fon de boutique
de ce marchent qui est ruiné de font en conble.
Le fuzi et l'épée que j'avais emporté, ont baucou servi a ma defance contre les brigans qui
nous ont attaqué au milieu de la forez de Fon-
tainebleau. Nous en avons tué plusieur, et la
jandarmerie qui est survenu, sest emparé de
quelques autre quelle a conduit dans les prizon
de Paris. Je pense toujour avec plaisir au sanfroit et à lintreipiditée que mon fils a montré
dans se peril eminant. Aprez le combat, la terre
etait toute bainié, toute trempé, toute abreuvé
de sang. Quelle sera la douleure de ma tente en
aprenant que ses deux fils ont peiri! Quelque
preicaucions que je prène, de quelque meina-
gemens que juse pour lui anoncer cète afreuse
nouvèle, je crins quelle ne puisse suporter un
si grant malheur. Quelque soit les suittes de

cette nouvele, et je ne puis differez davantage de la lui aprandre. Ce nest qua regrez quelle a laissé partire ses enfant. Il semblait quelle a eut de secrez pressentimens du malheur qui lui est arrivé. Quelque grans que soit les chagrin quelle a éprouvé jusqua ce jour, il ne peuvent etre comparés a ceux dont elle va etre accablé en se moment.

LIX.

Deuz route sofrait au grant Hercule. Celle de la volupté était semé de fleur, celle de la vertu et de la gloire était rude, escarpés. Il laissa celle la aux homes enervé et lache ; et il prefera celle ci. Na tu rien a me demandez, dit Alexandre a Diogêne, qui était dans son tonau? Jai a te demandez, reipondit le cinique, de totez de devant mon soleil. Jai été hier entandre lorgue de leglise Notre-Dame. Jai toujour beaucoup de pleizir a entandre cette orgue, a entandre de pareils orgue. Je connais parfettement mademoizel votre seur, et je puis vous feire son portrait. Elle a le vizage oval, le tein bleime, le manton pointu, la bouche petite, les levre bien façonné et bien vermeil, des dens bien arangé et d'une grande blancheure, le nez aquilain, les youx bleu et vif, les sourcis epeis, et le front elevé, les cheveus chatein clair et lons. Jajouterai quelle a la voix aigu , la taille efilé, la deimarche lante. Si je vous feisais lhistoire des erreures de lesprit humain, vous veiriez coment elles se sont succédé, coment elle ce sont amené les une les autres. Les cochez qui nous ont atendu, setait soulé dans le cabarait ou nous les avions laissé. Ces cochez sou nous ont embourbé en revenant. Mes sœurs sont rentré hier au soir toute triste, toute affligé , toute deizolé. Jai trouvé votre couzine bien changé. Elle est toute autre quele netait avant son deipart. Plusieur personne sont venu pour me voir pendant que jetais sorti ; et cepedant, a mon retours, les gens de la maizon mont assuré que personne netait venue me demandez.

LX.

Votre mère est une des plus aimable persone que jai jamais conu. Coment avez vous pu oublier la musique que je dezirais tan que vous maportaciez? Ma bone ami, a tu été hier a la campagne, come tu te letais proposé? Si tu y va encor la semaine procheine, vien me dire adieu avent que tu parte. Pour moi, je conte rester à Paris toute cète semeine cy. Jai rencontré hier ta seur ; mais elle avoit laire tres pressée. A paine a t'elle pu me dire bon jour en courant. Jai demandé a ma jeune parante ci elle était contente de sa nouvel pencion. Elle cest empressé de me reipondre : je le suis baucou. Je lui ai demandé encor : ete vous la favorite de la première maîtresse? Je *la* suis, ma t'elle reipondu. Vous payez san doute une pancion considérable dans cète maison? Je ne le sais pas, me dit elle; mais quelque soi cète pencion, je fait tout mes efors pour que largent de mes paran ne soi pas perdu : quant une jeune persone doit passer un sertin tems dans une maizon deducation, ne vaut il pas mieux quelle si aplique a aquerire des connaissences qui lui seront util pour toute sa vie, que de perdre ces année preitieuze qu'on regreite toujour de navoir pas mieux employé?

LXI.

Les orateur et les poete ce sont disputé lhonneure de transmetre à la postéritée les fais glorieuz de *Henri* le Grant. La reine na du son salut qua la fermetée quelle a montré. Quel tandres emocions navons nous pas eprouvé, en nous retrouvans dans les lieu qui nous on vu naitre! Jai lu la lettre que vous avez ecrit à ma fille. Les fautes dortografe que jy ai remarqué, prouve que vous lavez ecrit avec precipitation, et que vous ne lavez point relu. Votre mere, toute instruite quelle etait, relizait toujours ses lètres, quant elle les avait écrit. Je vous engage a suivre tous les bons exemple quelle vous a laissé. Ces juge, malgrez les intrigue dont on les avait antouré, ne ce sont pas écarté du santiez de la justisse. Il ne ce sont point laissé séduir par les promesse quon a fait; il ne ce sont point laissé intimidez par la craint des meaus dont on les a menacé. Nos troupe ce sont anparé de la sitadelle. La garnison que les Anglais y avait mis en partant, a été passé au fil de l'epée. Je vous ai donné les conceil que jai cru les plus propres a faire réucire l'entreprise que jai sçu que vous vouliez faire. Coment pourai je decrire cète suite de maleurs quune fauce deimarche a acumulé sur ma tète? La question que je metais proposé de traitez, ma paru dabort assez difficile; mais je lai degagé de tout les insident qui pouvait en être elagué, et je me flate de lavoir rezolu dune maniere satisfaisante. Vos frere quon a plaint de setre laissé trompez par deux intriguant quils aurait du fuire, ne sont pas a labri de tout reproche.

LXII.

Quelque soit les humins, quelque sos quil
puissent etre, il faut vivre avec eux. Les
Horaces et les *Virgiles* serait moins rare, sil
y avait plus d*Augustes* et de *Mécènes*. Un
rois disait : une couronne ne coute pas chere,
nest jamais trop cheire, quelqu'en soit le priz.
Quelques bons que soit certains sujez, quelque trais interessens quils renferme, sils sont
mal ecris, ont les lis peu, où meme on ne
les lis pas. Le pintre qui a fais ces deuz por-
trets, les a fais tres ressanblants. Tout ceuz
a qui nous les avons fais voir, on reconnu sur
le chant les personne que lartiste a reprézenté.
L'a reiputassion que lui ont valu ces deuz
ouvrages, les premiez quil ait fais, contri-
bura baucoup a lui assurez la fortune que
nous lui avons fait espeirez depuis lontens.
Les servisses que vous mavez deja randu,
me font espeirez que vous voudrez bien me
randre encore les deuz nouveau service que je
vous ai demandé. Les tablau que vous avez
laissé anportez de chez moi, ne mapartenait
point. Il mavait eté confié par un ami qui les
avais deipozé dans ma meizon avant que de
partire pour l'Amérique, et qui les a reiclamé

depuis son retourt. Les lecture que vous avez fait pendant tout le court de liver derniez, on baucou servi a accroitre les conneissances que vous avait déja procuré les deux cour que vous avez suivi dans les anée precedante. Les succeis que vous avez obtenu, vous encouragerons sans doute a suivre une meitode que vous avez deja commansé a employez, et dont vous avez retiré de ci grans avantage.

LXIII.

Les dame que vous avez vu arriver ce matin ont été retardé par un deibordement de la Loire, qui les a ampeiché de passez et leur a fais prandre un fors lon deitours pour venir ici. Les tribus que le vinqueur a inpozé aux peuple quil avais subjugué, ce sont acru chaque année; et la condicion des maleureux vaincu est devenu extreimement déplorable. La carieire que vous avez parcouru, était semé de nombreuz equeile que vous avez sçu evitez. Combien dautre ne les aurais pas evité avec cette sagacitée que vous avez toujour montré dans toute les ocazion dificile? Les douz ecrivain dant je vous ai parlé avais pris une matieire fort etendu; mais ils lon resserré dans de juste borne. Les alouète que vous maviez doné, je les ai laissé mourire de fin; jen avais doné deuz a ma sœur, qui les a laissé envolez; jen avais doné deuz autres a ma tente, qui les a laissé tuez par son fils. Trois piesse nouvel ont été donné le meme jour, a trois téatre difeirans. Il ni en a qu'une qui ait été aplodi, qui ait réuci. Les deuz autre ont été siflé, sont tombé. Les auteur non pas même été demandé : quel mauvaise nuit ils on sans doute passé! Vos voisine se sont plaint ameirement de la conduite que vous avez tenu a leur égar. Tandis quelles essuyait vos larme, vous feziez couler les leur; vous leur avez fais toute les paine que vous avez pu ; vous avez cherché a leurs nuire de toute les manieire. Messieux, vous vous etes assez fatigué, reposé vous maintenant. Ces home ce sont nui les uns aux autres; il ce sont poursuivi avec un acharnement dont on a vu peu dexemple. Cette forteresse quon avait cru inexpugnable, a été pris en troiz jour par les armée françaises.

LXIV.

La plupart des fleures etant chargé de parer la demeure de lhome, au moin pour un tems, elle ce garde bien de ci montrez toute de compagnie, ny dans les meme moiz. Elle sont de servisse auprez de lui tour a tour; elle

conviennent entrelles pour embélir les diférente
saizon, et ce succede sans laisser auquun vuide.
Rarement ce plaint on de leur absanse quand
elle sont de cartiez.

Les fleures, par cette succession, nous
donent une magnifique feite compozé de de-
coracions qui ce suive dans un ordre reglé.
Les primeverts, les perseneige, les violette,
les jacinte, les oreille d'ours, les narsice, les
anemonnes, nous done, pour ainci dire, le
premier acte.

Celle la disparaisse, la plupart pour faire
place aux couronnes imperiale, aux narcisse
a bouqueis, au muguais, au lila, aux iris, aux
tulippe, aux jonquilles, aux renonculs et a
toute les fleure qui couronnent à present ce
parterre. Dans le lointin, les arbres fruitiez melange les couleure les plus tendre avec la verdure naissante, et releive de toutes pars la gar-
niture du parteire.

Vous voyez en meme tems montez les feuliage des rozier, des lys, des julienne, des
giroflée, des bouton dor, des pavos et des eu-
liets. Leurs tiges et leur boutons ce fortifis
par des accroissemens insancible. Cest la que
ce font les preparatifs de parure de lété. Lau-
tonne ensuite etalera les pyramidals, les bal-
zamine, les tubeireuze double, les reine mar-

gueritre, les amarantes, les euillets d'Inde, les colchique, les tricolors, et cent autres espesse.

La feite continut sans interruption : celui qui y préside ofre toujour du nouveau, et il prévient par dagréable changemens les degous inséparable de l'uniformitée. Lhiver ramenant les frimats et les brouliars, baisse enfin son noir ridau sur la nature, et nous en derobe le spectacle : mais, en nous fesant souhaitez le retourt de la verdure et des fleur, il procure quelque repos a la terre épuisé par tant de produxion.

(Spectacle de la Nature).

LXV.

Quelles eloges non pas obtenu les prinse qui se sont déclaré les protecteur des ars et des sianses! Les poete ce sent chargé de chantez leur gloire; les orateurs ont celebré leur vertus et leurs explois dans des discourts qui ont passé dage en age, et arriveront a la posteritée la plus reculé. Des historiens on concigné leurs haut fais dans des anales destiné a en eternisez la memoire. Les jours que vous avez passé dan linaxion ou dens le plaisir sont des jour perdu que vous avez sans doute regreté plus d'une foi de navoir pas

5.

mieuz employé. C'est toujours avec un extreme chagrin que l'on reconait, mais trop tard, que les journée que lon a perdu ne revienne jamais. Combien ne contez-vous pas pas d'heüre que vous avez négligé de consacrer a votre instrucxion, et qui aurait servi a accroitre vos conaissance? — Rappellez vous les embleimes que les anciens ont employé, les images dont ils ce sont servi, pour représentez la marche du tems. La résolucion que j'ai sçu que vous aviez formé de passer cette saison toute entieire a la campágne, ne ma cáusé aucune surprise. Vous m'aviez fait par, dans le tems, des plantation que vous avez resolu de faire à la fuim de cette autonne, et javais prevu davanse la determination que vous mavez anonsé que vous avez pris. Vos amis a qui je lai communiqué ont ressenti une vrai peine de ce voir privé de vous pendant un ci long espasse de tems. On assure que, dans le derniez combat, il y a eu quatre vint soldas de tué : quatre vint dix de blessé. Deux cens ont été areté qui desertait tout armé, tout équipé. Admiron ces pré emaillé de toute sorte de fleure; respirons le douz parfum qui sexale de ces deux haie vive tout recemment planté. C'est par le motife seul que sont anobli les actions, quelqu'elle soit. Nous avons devi né sur le chant lénigme que vous nous avez proposé. La soupe que nous avons mangé, nous a rassazié. Les bois que vous avez détruis, mavait paru fort bau. Les calomnie que j'ai eu a repoussez, ont été facilement détruite. Les dame que tu a vu danser, se sont brouilié quoiquelle ce fussé juré une amitiée éternel. Elles ont violé la foi quelle setait juré.

LXVI.

La premiere edition de cetle ouvrage cest trouvé presque epuizé au bout dun an. Depuy sa publicacion, je nai qua me félicitez des témoiniage honorable damitiée que mont donné des persone de tout état et de tout seixe, dont la plupare me sont inconu. Les une sont venu me trouvez, et dautre mont ecri les lettre les plus touchante pour me remerciez de mon livre; comme si, en le donant au publique, je leur avais randu quelque servisse particuliez. Plusieurs dentre elle mon prié dc venir dans leur chataux habitez la campagne, ou jaimerais tant a vivre, mont elle dis. Jai reipondu de mon mieux a des ofre de servisse ci agreable, dont je nai accepté que la bienveillanse. La bienveillanse est la fleure de lamitié; et son parfun dure toujour, quand on la laisse sur sa tige sans la cueillir. Un athé est venu me voir plusieur foi, dune ville éloinié de Paris frappé jusqua ladmiracion, ma til dit, des harmonis que j'ai indiqué dans les plante, et dont il a reconnu lexistance dans la nature. Je ne dis point ceci par vanité, mais pour reconaître de mon mieux les marques de bienveillanse quon ma doné. J'ai corigé, dans cette nouvel edicion, les fautes dimpretion, de stil, de gout, et de bon sans que jai remarqué dans la premieire, ou par moi meme, ou avec le secourt de quelque personnes instruite, sans rien retranchez cependant du fon des chose, comme elles le dezireit. Je me suis permit seulement, pour les éclaircir, quelque transposicion de notes. Jy en ai ajouté quelques une dans la meme intencion, entre autre, dans l'explication des figure, une figure de géomtrie, pour rendre sansible aux yeux lerreure de nos astronome sur lapplaticement de la terre, et de nouvel preuve du cour alternatif et semi anuel de l'Océan Atlantique, par la fonte des glace polaire.

LXVII.

Notre voizine avait reçu hier l'extreime onxion. Elle setait mis ensuite a arrangé ses afaire. Les biens dont elle a dispozé son immance. Elle sest vu mourir, elle sest vu eteindre come une chandèle. Ses parans lont laissé expirer en paix. Mais aussitôt quelle a eu rendu lame, il ce sont jetté sur ses dépouille comme sur leur proiye; et, aprez setre bien debattu, il ce les sont partagé toute déchirés. L'infortuné Tatia a vu detruir les illuzion quelle cetait formé : elle cest aperçu de la passion de Numa. Lucrèce setait fait des principes quelle na jamais violé. Quant elle cest vu dézonoré, elle s'est plongé un poiniart dans le saint, et cest donné la mort. Ses parans lon vu expirer a leur propres yeux. Il ce sont montré digne delle; il lont vangé. Lucien et ces deux frères ce sont retiré, je les ai vu partir, je les ai laissé partir, je les ai vu acompagner a quelque pas par leur sœur ainé qui setait décidé a les suivre. Quant elle sest vu obligé de san revenir, elle a pleuré, elle cest trouvé mal. Buffon a dit : mon esprit et mon caracteire avait déja priz une tournure différante de celle que mavait doné ma triste éducacion. Nous avons lus ces frazes dans les euvres de Florian : Quels femme jai vu, quel horeure elle mont inspiré pour leur sexe, ou plutôt pour leurs pareils! quels ont bien mérité les afrons quelles ont essuyé! On nous a dis quelles sen était plainte dabort, mais quelle setait tu, quant elle ce sont vu blamé par leur voizins et leur parans meme. Mes oncle setait fait dix mil frans de rante, et ces dix mil frans de rante quil setait fait, il ce les sont vu enlever par deux fripon qui ce sont fait riche a leur depans. On a decouver deux voleurs et on les a areité. Je les ai vu areiter, il ni a quun instant; et je les ai vu conduir a la preifecture de polisse. On les avait vu roder autour dune maison, quil cetait propozé de piliez. Ils ont manqué leur cou, et on ne les a pas manqué. Il se sont senti saizir au moment quils si était le moinz atandu. Il ce sont parlé; je les ai entendu ce parlez; mais bientôt je les ai vu separer par deux gendarme.

LXVIII.

Emilie fremi de la propozition qui venait de lui etre fait. Mil crinte vague, semblables a celles qui toute la nuit l'avait agité, lui perseire le cœur a la foi. Le soupson que sa tante ne vivait plus, ce reunit en elle aux crinte personel quelle avait eprouvé depuis plusieur jour. Elle ce rappelait les paroles qui lavait informé de ses drois a léritage de sa tante dans le caz ou cette tante mourerait sans livrer ses

biens a son epouz. Les premiez refus de la
tente nindiquait point quelle ce fut dessaizi de
son éritage. La pitié pour sa tante, linquieï-
tude pour elle meme, changeait tour à tour
ses idé, et la nuit vint avant quelle eut pris un
parti. Elle entendit lorloge fraper onze heure,
fraper minuy. Le chatau était dans le calme.
Elle sorti de sa chambre. Abusé par les ombre prolongé des colonne, et par les renvoi
de la lumiere, elle saraitait souvent. Elle ce
trouva anfin à l'extreimitée de la galerie, sans
que personne leut deirangé. Aprez avoir tra-
versé la terasce, Emilie tourna les yeux vers
la porte par laquel elle était sorti; et, remarquant les rayon de la lampe a travert letroite
ouverture, elle fut serteine qu'Anétte ne lavait point quité. Emilie contenplait avec efroit
ces murs garni d'une mousse verdatre, et qui
navait plus de voutte a soutenire. Elle voyait
ces feneitre gotique dont le lieirre et la brione
avait lontems suppléé les vitraulx. Leur guir-
landes enlacé sentremelait maintenant aux cha-
pitaux brizé, qui autrefois avait soutenu la
voutte.

LXIX.

De lescaliez, Emilie et Bernardin ganierent un passage qui conduizait au souterin. Les paroiz en etait couverte dune umiditée eccessive. Les vapeure qui sélevais de terre obscurcissait a telle point le flambau, qua tout momant Emilie croyait le voir etindre. A mesure quils avansait, les vapeure devenait plus épaice, et Bernardin, croyant que sa torche allait seiteindre, sareita un moment pour la ranimez. Pendant ce repos, Emilie, à la lueure incertaine du flanbau, vit prez delle une double grille, et plus loin, sous la voutte, plusieur monsaux de terre, qui paraissait entourer un tonbau ouvert. Un tel objet, dans un tel lieu, leut en tout tems violament afecté; mais, en se moment, elle eut le pressentimens subi que ce tonbau était seluy de sa tente, et que le perfide Bernardin la menait aussi a la mort. Le lieu obscure et teirrible dans lequel il lavait conduit, senblait justifiez sa pencée. Il semblait tout propre au crime, et l'on pouvait y consomer un assacinas sans quaucun indisse pu le faire decouvrire. Emilie, vaincu par la terreure, ne sçavait à quoy ce reizoudre. Elle songeait que veinement elle essairait de fuire Bernardin. La longueure, les détourt du chemain, ne lui permetait pas de sechapé sans guide, et sa faiblesse dalieur ne lui permetait pas de courir. Pale d'orreur et d'inquiétude, elle atendait que Bernardin eut disposé sa torche; et, comme sa vue toujour se reportait sur le tonbau, elle ne put senpêchez de lui demander pour qui il etait preparé. Mais l'homme, secouant sa torche, passa outre sans lui repondre. Elle marcha en tremblant jusqua de nouveau degrez quil monteire. Une porte en haut les introduisis dans la premiere coure du chatau.

LXX.

Pendant qu'Emilie et Bernardin traversait la cour du chataut, la lumieire laissait voir ses haute et noir muraille tapiscé de verdur et de longues herbe umide qui trouvait leur substance sur des pieres toute usé. Par interval, de pezantes arcade, fermé de grilles etroites, laissait circulez lair, et montrait le chataux, dont les tourels entacé fesait oposicion au toures enormes du portaille. Dans le tablau la figure epaice et diforme de Bernardin, ecleiré par son flanbau, fesait un objez remarquable. Bernardin était anvlopé dun lon mantau gri : a peine découvrait on

au dessous ses demies bottes, qui était lacé
sur ses jambes, ou passait la pointe du large
sabre quil portait constamment en bandou-
lierre. Sur sa tete était un bonet plat de ve-
lour noire, surmonté dune courte plume. Ses
trais fortemens dessiné indiquait un esprit
adroit et sournoy : on voyait sur sa figure
lamprinte dune umeure dificile et dun me-
contentement abituel. La vue de la coure
neanmoin ranima le cœur d'Emilie; elle
la traversa en cilance; et, setant aproché du
portail, elle commensa a esperez que ses propre crinte, et non la trahison de Bernardin,
avait réuci a la trompez. Elle regarda avec
inquietude la premiere fenetre au dessus de
la voutte : elle était sombre, et Emilie demanda si elle tenait a la chambre ou etait sa
tante. Elle parlait bas, et peut etre Bernardin
ne lavait il pas entendu, car il ne fit aucune
reponse. Ils entreire dans le batiment, et ce
virent au piez de lescaliez dune des toures.
Le vent, qui a se moment souflait par les profonde cavitées des murailles, auguementa la
flâme de la torche. Emilie en vit mieux la-
freuze figure de Bernardin, la tristesse du
lieu ou elle etait, des murailles de pierre
brutte, un escaliez tournant noirci de vetus-
tée, et quelques reste dantiques armures qui

semblait le trofée de quelque ancienne victoire.

LXXI.

Lorsqu'il furent parvenu au paliez, Bernardin mit une clez dans la seirure dune chambre, et y fit entrer Emilie. Je vais, lui dit il, avertir votre tente, que vous etes arrivé. Emilie, toute interdîte, noza point reisister. Mais, come il anportait la torche, elle le pria de ne point la laissez dans cette obscuritée. Il regarda autour de lui ; et, remarquant une triple lanpe posé au dessu de lescaliez, il laluma et la donna a Emilie. Celle ci ecouta atantivement, et cru quau lieu de monter, il descendait lescaliez. Mais les tourbilion de vent qui sengoufrait sous le portail ne lui permeitait pas de bien distinguer aucun son. Elle s'aprocha doussement de la porte, et quant elle essaya de louvrir, elle saperçut quelle etait fermé. Toute les crintes qui lavoit déja acablé, revinre le fraper avec une nouvelle violansé, elle ne lui parure plus une erreure de limagination, mais un averticement du destin quelle allait subire. Elle neut plus aucun doute que sa tente neut été immolé, et ne leut été peut etre en cette meme chanbre ou on lavait amené elle meme dans

un senblable dessin. S'étant aproché dune feneitre grillé qui donnait sur la premieire cour,
elle entendi des acsans qui se meilait avec
le murmure du vent, et qui ce perdait ci vitte
quon ne pouvait en saisire un seul. A la lueure
d'une torche qui semblait être sous le portail,
elle vit sur le pavé lombre allongé dun homme,
qui, sans doute, était sous la voutte. Emilie,
a cet ombre colossal, conclud que cetait Bernardin; mais d'autre sons aporté par les vens,
la convinquire quil ne ci trouvait pas seul.
Elle prit la lampe pour examiner la possibi-
litée de fuire. La chanbre étoit spacieuze, et
les murs recouvers dune boiserie en chaine ne
souvrait qua la feinetre grillé, et a la porte
par laquelle Emilie était entré, les faible·
rayons de la lampe ne lui permetait point den
bien jugez leitendu.

LXXII.

Dioclétien consentit a remettre la chose au
conseille, afin de ce dechargé de la haine de
cette resolucion sur ceux qui lavait conseilié.
Tout homme dont la conduite est noble, les
santimans elevé et geneireux, qui ne dessant
jamais a des bassesse, qui gardè au font du
cœur une legitime indépandanse, me semble

respectable, quelque soit dalieur ses opinion.
Les plus grans home que l'église ai produis,
ont presque tout paru entre la faim du troi-
zième siécle et le comansement du quatrième.
Jai trouvé, dans les auteurs que jai consulté,
des chose geneiralement inconu et dont jai
fait mon profi. Quellequefois, en peiniant un
personnage de lepoque que jai choisi, jai fait
entrez dans ma pinture, un mot, une pensée,
tiré des ecris de se même personnage : non
que se mot et cette pensée fusse digne detre
cité comme un modelle de bauté ou de gout,
mais parce quil fixe les tems et les caractere.
Les dépouilments que jai fais de divers auteur,
sont ci considérable, que, pour les seul livre
des Francs et des Gaules, jai rassemblé les
mateiriaus de deux gros volumes. Jai comansé
mes course aux ruine de Sparte, et je ne les ai
fini quau ruines de Carthage. L'église du Saint-
Sépulcre, la Voie Douloureuse, sont tel que je
les ai represanté. Je ne prendrai aucun parti
dans une question ci lontems débatu ; je me
contenterai de raportez les autoritées. Boileau,
qui juge le Télémaque avec une rigueure que
la postéritée na point sanctioné, le conpare a
l'Odyssée, et apelle Fénelon un pocte. Voltaire
et La Harpe ont déclaré quil ni avait point de
poeme en prose : ils était fatigué et dégouté

par les imitation que lon avait faite du Télémaque. La prose poetique et mesuré du Télémaque est singulierement harmonieuze, et elle donne au stile presque autant delevacion que la langue française peut en suporter, même en vers.

LXXIII.

Les oisau que jai vu senvolez sont venu se perchez sur un arbre de notre jardin. Les enfans du jardinier les ont appersu, et ce sont avizé de montez sur larbre. Ils s'était imaginé quil pourait atraper ces oisau. Mais les oisau ne ce sont pas laissé prendre, et a peine les enfans était arrivé au piez de larbre que les oiseau se sont envolé. La servante qui les a laissé partire, a essuyé de vif reproche, quelle navait que trop mérité. La porte de la cage, quelle avait oublié de fermez, avait ofert aux oiseaux captiffes une occazion de partir, quil non pas laissé échapez. De tout les oisau que nous nous etions plu a rassenbler a la maison, il ne nous en est resté que deux couple que nous avons speicialement recomandé à la domestique, et que nous nous somes proposés de soigniez nous meme avec tout le zele dont nous somes capable. Quelle-

que couvée heureuses sufiront pour repeuplez
notre volierre. Quelque vifs regrez que nous
eprouvions, quelque soit nos chagreins en
se moment, lesperanse de la pronte repro-
duction de ces oiseau qui ont toujours fais nos
plus cher delisse, nous consolle, et rand nos
peine plus suportable. Les deux jeunes persones que vous avez vu arrivez chez nous,
etait dans un etat afreuz. Elle ont été poursuivi par des bandis. En fuyant, elle ce sont
laissé tombez. Elle ce sont relevé, ayant la
figure toute meurtri, toute écorché; les bras,
les jambes toute ensanglanté. Lune de ces
deux fille a les yeux bleu et des sourcis cha-
teins clairs; lautre a les cheveuz et sourcis
chatein. Audromaque dit :

Je me suis quelquefois consolé
Qu'ici plutôt qu'ailleurs le sort m'eut exilé.

(RACINE).

LXXIV.

J'ai lû toute la Callipédie, et je lai admiré.
Il me semble quon ne peuz faire de plus baux
vers latin. Balzac dirait qu'ils sente tout a
fait l'anciène Rome et la cour d'Auguste,
et que le cardinal Duperron les aurait lu de
bon chœur. Je ne sai si vous avez connaissance de quelque lettres qui font un grand

bruix. Elle sont de **M.** le cardinal de Retz.
Je les ai vu, mais en des main dont je ne
pouvais les tirez. L'ode a été montré a **M.** Chapelain. Il a marqué quelque changement
a faire ; je les ai fais. **M.** Chapelain a donc
reçu l'ode ovec la plus grande bontée du
monde. Tout malade quil etait, il la retenu troiz jour, et a fait des remarque par
écrit, que jai fort bien suivi. **M.** Perrault ma
dit aussi de fort bonne chose, quil a meme
mise par écrit, et que jai encor toute suivi
a une ou deuz prez, ou je ne suiverais pas
Apollon lui meme. *L'ode est fort bel*, a dit
Chapelain, *fort poetique, et il y a beaucoup
de stanse qui ne peuveut etre mieuz. Si lon
repasse le peu dendrois que jai marqué, on en
fera une bèle pièce.* Ce qu'il y a eu de plus
considérable a changer, ça eté une stanse
entiere, qui est celle des Tritons. Il cest trouvé
que les Tritons navait jamais logé dans
les fleuve, mais seulement dans la mer.
Je les ai souhaité bien des foiz noyé tout tant
quil sont, pour la peine quil mont donné. Vous
vous atendez peut etre que je m'en vais vous
dire que je mennuye beaucoup a Babylone,
et que je vous doi recitez les lamantacion que
Jérémie y a autrefoiz composé. Mais je ne
veux vous faire aucune pitiée, puisque

vous nen avez pas déjà eu pour moi ; je
veuz vous braver, au contraire, et vous
montrer que je passe fort bien mon temps.
Vos lettre sont mintenant clair-semé, et
cest baucoup den recevoir une en deuz mois.
Jetais très en peine de se changement, et,
enrageais de voir qu'une si belle amitiée ce
fut ainsi evanoui, lorsque heureusement votre
lettre mest venu tirez de toute ces inquietude, et ma apprit que la raison pourquoi
vous ne mécriviez pas, cest que mes lettres
etait trop belle. Qua celà ne tiéne, monsieur,
il me sera fort aisé d'y remédiez : et il mest
si naturel de faire de méchante lettres, que
jespere, avec la grace de Dieu, venir a bout
de n'en faire pas de trop belle ; vous naurez
pas sujez de vous plaindre a lavenir, et ja-
téns dès a present des reponce par tout les
ordinaire. Mais parlons plus serieuzement :
avouez que, tout au contreire, vous croyez
les votre trop bèles pour etre si facilment
comuniqué a de pauvre provinciaux comme
nous.

LXXV.

J'ai concideré lébauche de ce poeme come
un arbre vigoüreuz et toufus, dont il y avait
a retranchez bien des branches infructueuze,

6

et, sans le talier au cizeau, j'ai cru quil falait
l'emondez. Ainci, quoique mon stile soit
moin serré, mon reci sera plus rapide. Il le
serait d'avantage, si javais ozé men croire;
mais (pour suivre la comparaizon qui ma
servi de regle) jai mieuz aimé quon me re-
procha davoir laissé des ramauz superflux,
que davoir coupé des ramauz utils. Voilà
mon excuse pour les detailles quon pourra
trouver un peu lons. A l'égart de la poesie
de stile, toute les foiz quelle a contribué a
l'effet du tableau, je lai conservé avec soin;
mais lorsquelle ma paru nuire a la forse ou a
la chaleure, je lai reduit a lexpression simple.
Quelque fois lauteur est obscure par un eccès
de precizion, et souvent aussi la langue latine a un vague qui laisse a lesprit le soin de
decider ou dachever le sens : alors pour dé-
vlopper ou mieux déterminez la pensée, j'ai
mieux aimé allonger le texte, que de le co-
manter en nottes. Celles que jai mis au bas
des pages, ont pour objez d'éparnier au lecteur la peine que je me suis doné de verifier
les fais et d'eclercir quelque détailles. Enfin,
pour suppleer a la faiblèce de ma vercion, jai
cru devoir doner aprez chaque livre, non seul-
ment les plus baus morsaux du poeme, mais
aussi les endroits qui ont passé mes forses

et que je nai pu rendre a mon gré. Je sens quel est pour moi le desavantage de ne laissez voir que des baus coté de l'originale, en citant les morsaux épineux ou stérils, je me serais mieux fais valoire.

LXXVI.

Quel est la cause qui entreine le peuple Romain au conbas, et qui chasse la paix de la terre? L'envieuze fatalitée; l'arrêt porté par le destain, que rien d'elevé ne soit stable; la chute qu'entreine un trop pezant fardaut; Rome que sa grandeure acable.

Ainsi, lorsque les siecles accumulé ameneront linstant de la dissolution du monde, tout les ressors de la nature ce briseron, tout rentrera dans l'ansien caos; les astres confondu se heurteront ensemble la mer englouttira les etoilles, la terre refuzera d'embracer la mer, et la chassera de son lit; l'ébranlement universel de la machine en détruira lordre et lacord.

L'excessive grandeur s'écroulle sur elle meme : cest le terme que les dieuz ont mis a nos prospéritées; la fortune na voulu confier a aucune nation le soin de sa haine contre les Romains. Cest toi, Rome, cest toi quelle a rendu, sous troiz tyran, linstrument de la ruine; cest

lëur conccrde impie et fatalle qui ta perdu. —
Laissez-nous la, cruels, cette paix qui nouz a
tant couté. Pourquoi la troublez? Pourquoi
courire aux armes et vous arrachez des depouille
de lunivers en but a vos cous ?

Non, tant que la terre contiendra la mer,
que lair balencera la terre, que les astres
roulleront au ciel, il ni aura jamais de sinceire
acort dans le partaje du ran supreime. Lautoritée ne veux point de compagne. Nen cherchon
point les exemples loing de nous; le fonda-
teur de ces mur les soulia du sang de son freire.
Et ce netait pas lenpire du monde quon ce
disputait avec tant de fureure : un hamau divisa
ses maître.

On vit quelque tems subsister entre Pompée
et César une paix simulé et contrinte. Crassus,
au milieuz de ces deux rivauz, tenait la guerre
comme en suspend.

LXXVII.

Si le sena romain neut rejetté que des de-
mendes excessive, injuste, nuisibles à l'état,
sa fermeté mériterait les éloges quon lui a
donné. Mais quels etait les prétencions du
peuple? qu'on retrancha de ses deites l'uzure
qui le devorait, et qu'on lui donat, pour subsister avec ses enfans et ses femmes, une por-

tion des terre quil avait conquis et arrosé de
son sang. Voila les source intarissable de
tout les trouble elevé dans Rome entre les
pauvres et les riche, entre le peuple et le
sénat.

.Pour santir toute la durté du sénat dans
le refus constant de ces demande, il faut se
rappeler qu'a Rome, dans les premiez tems,
les incurtions fréquante des ennemi sur les
terre de la République, et l'interuption de
la culture, occasionée par des guerres con-
tinuels, ruinait le peuple, et rendaient les
debitteurs insolvable; que livré come des
esclaves au pouvoir des créansiez, ils etaient
detenu dans d'étroite prizons, et réduis a un
etat cents fois pire que la servitude; que
dun autre coté le peuple navait dautre me-
tiez que la guerre et l'agriculture; que les
riches, s'étant emparé peu a peu de toute les
terre de la République, et les fesant cultivez
par leurs esclave, a l'exclusion des homes
libre, le peuple de la ville et des campagne
ce trouva n'avoir pas memé pendant la paix
la ressource de son travaille. C'était lui faire
une necessitée d'etre sans cesse sous les arme.
Mais la guerre est un état violant qui demande
au moin du relache; et ce peuple, qui n'alait
aux combas que librement et par honneur, sen-

tait fort bien quil avait le droit de vivre en paix du fruit de ses victoire.

Dans un moment de dizette, les consuls avait fait benire des bleds acheté a vile prix. Les patriciens les plus sencés voulait qu'on les vendit de meme au peuple ; mais Coriolan, irrité du refuz que le peuple avait fait de s'anroler et de le suivre, prétendit qu'il falait maintenire la chereté, de peur de paraître flater la multitude. Cette opinion prevalu.

Crassus, pour se consilier la faveure des plébéiens, demanda pour eux au senat le partage des terres nouvelment conquise, et de celles qui, appartenans de droit a la Republique, avait été usurpé par la noblesse. L'intention du consul pouvait etre mauvaise ; mais sa demande ce reduisait a ce que le peuple eut du pain. Le sénat fit senblant d'acceptez cette loi ; mais celui qui lavait proposé, fut condamné, après son consula, a etre précipité eu roc Tarpéien et l'arrêt fut éxécuté mieuz que la loi qui en était la cause.

LXXVIII.

Rémus, voyant son frère Romulus arriver aux enferts, lui dit : Enfin, nous voila, mon frere, au même etat que moy : cela ne valait pas la paine de me faire mourire. Les quelques anée pendant lesquel vous avez regné seul, son fini, il nen reste rien; et vous les auriez passé plus doussement, si vous aviez vecu en paiz, partajant lautoritée avec moy. Romulus répont : Si j'avais eu cête modéracion, je naurais, ni fondé la puissante ville que jai établi, ni fais les conquette qui mont immortalizé. Rémus reprent : Il vallait mieuz etre moinz puissant, et etre plus juste et plus vertueuz. Mon sans dans lequelle vous avez tranpé vos main fera vôtre condamnacion icy bas, et noircira à jamais votre reputacion sur la terre. Vous vouliez de lautoritée et de la gloire; lautoritée n'a fait que passé dans vos main; elle vous a échapé come un songe. Pour la gloirre, vous ne laurez jamaiz. Avans que d'etre grand homme, il faut être honête – home, et on doit s'abstenire des crimes indigne des homes, avant que d'aspirer aux vertues des dieu. Vous avez lhumanitée d'un monstre, et vous prétendiez etre un héro.

Tatius, voyant arriver aux enferts son ancien collegue Romulus, lui parle aincy : Je suis arrivé dans ces lieuz un peu plutot que toy. Mais enfin nous y some tous deuz, et tu nest pas plus avancé que moy dans tes afaire.

Romulus lui répont : La différance est grande ;
jai la gloirre davoir fondé une ville eternèle
avec un enpire qui naura dautre bornes que
celle de lunivert ; jai vaincu les peuple voizin ;
j'ai formé une nacion invincible d'une foulle
de criminels refugié. Tatius replique : Ta ville
durera tant quil plaira aux dieuz ; mais elle est
elevé sur de mauvaiz fondemans. Pour ton enpire, il pourra aisement s'étendre ; car tu na
apris à tes citoyen qua uzurper le bien dau-
truy. Ils ont grant besoin detre gouverné par
un roi plus modéré et plus juste que toy. Romulus dit : Tu me soupsonue de tavoir fait
tuer. Quand je laurais fait, jaurais suivi en cela
lexemple de mauvaise foy que tu mavais doné
en tronpant cette pauvre fille quon nomait
Tarpeia. Tu voulu quelle te laissa monter
avec tes troupe pour surprendre la roche qui
fut de son nom appelé Tarpéienne. Tu lui avait
promi de lui donez ce que les Sabins portait a
la main gauche ; elle croyait avoir les brace-
let de grant prix quelle avait vu. On lui dona
tous les boucliez dont on l'accabla sur le
champ.

LXXIX.

Voila les ennemis que mon frere a eu a combattre ; il les a complettement vincu, et vous

les avez vu se jetter a ses piez, pour lui demandez leur grace, quil leur a aussitot accordé, mais quils navait cependant point merité d'obtenire. Les home que la reine a envoyé cherchez, ont paru se matin en sa preizance; on assure quelle a fronsé le soursi, quand elles les a vu paraître. Elle leur a adressé diverses questions, et les réponce quils y ont faite ont obtenu la probation de tous ceus qui les ont entendu. La reine elle meme sest montré plus favorablement disposé a leur égart, lorsquil ce sont retiré. On nous a aporté les six bouteille de kirschwasser que nous avion envoyé cherchez. Nous les avons ouvert aussitôt, et nous avons reconnu sur le chant que le marchant qui nous les avait vandu, nous avait trompé. Les bouteille ne contenait que de lau au lieu de la liqueur que nous nous étions atandu a y trouvez. Nous les avons fais reportez par la meme personne que nous avions envoyé les cherchez. Nous nous somes plains au commisseire de police de la fourberie du marchand qui nous avait ci indignement tronpé, et nous avons demandé quon le condamna sans pitié a payer lamande qu'il a encouru. Le tribunale de police nous a rendu la justisse que nous avions demandés et le frippon a été comdamné a deux mil francs

6.

damande. Les gentizomes que lon a envoyé felicitez la princesse sur son mariage, en ont recu un acueil distingué. Les presans quelle leur a fait sont d'un grant priz. Les feite quils ont passé a la coure, avait attrié un concourt prodigieux de monde. Ces feite surpassait en magnificense toute celles que lon a doné jusqua present dans les autres coures de l'Europe. La description que les envoyé nous en ont fait, nous a charmé, ravi. Ma fille cest avisé ce matin de vouloir marcher avec des pateins. Je lai engagé a ne point tanter cette entreprise, parcequelle pourrait lui devenir funeste. Elle na tenu aucun conte des conseils que je lui avait doné, et pendant que jetais sorti, elle cest promené avec ses patein sur le boulvard. Ses premiez essai lui ont réuci, mais peu de temps aprez, elle cest laissé tombez, et elle est rentré a la maison dans un état afreux.

LXXX.

Nous nous somes entendu faire des reproche que nous navions pas mérité quon nous fit. Les tors que nous nous somes entendu reprochez, nous ne nous en étions aucunement rendu coupable. Nous ne nous somes point entendu avec les gens que lon nous accuse davoir seduis. Nous avons toujours regardé ces gens la come de mechante gens, et nous les avons fui avec soin. Les mechante gens sont trot dangereuz a fréquantez. Cessez donc de nous imputez des tors que nous navons jamais eu a nous reprochez, et que vous nous avez reproché trot legeirement. Conbien dhistoire de revenans ne nous somes nous-pas entendu raçontez dans notre enfanse? Nos nourísse, nos bones, ce sont amusez a nous debitez tous ces conte quelles avait reçu elle meme de leurs grand'mère. Messieurs, quelle que bones raisons que nous vous ayons allegué, vous avez refusé de les entendre, vous ne les avez point écouté, nous ne combaterons pas plus lontems les projez dont vous vous etes entété. Nous vous avons doné tout les conseil que nous avons du; puissiez vous ne vous repentire jamais de ne les avoir poin suivi! Les deuz serein que vous avez entendu chantez ont été elevé par ma nïesse, qui s'est amusé à nourir ces deux oisaux, et elle les a instruis avec la serineite que vous avez eu la compleizanse de lui pretez. Elle vouz remercira elle meme de vos bonté, lorsquelle sera revenu de la campagne, ou elle est allé passer quelque jour. Cest daprez le conseil de notre médecin que je l'ai envoyé passer quelque tems a la campagne, parce que depuy plusieur moi sa santée sest trouvé dérangé.

Le jeune prinse voulait reparer les désastre ainqualculable que sept an de guère avait ocasioné. Mais la destruxion ravaje avec la rapidité dun torran qui a forsé ses digue; et la nature, mere prudante et econome, n'accorde ses bienfets que lantement, et a raison de la constense quon met a les solliciter. Deja lhabitant de ces contré lontems abandoné, était rentré dans ses foyers pésibles et solitaire; mais la flame avait dévoré le tois de chôme qui labritait autre fois contre l'intemperie des saizon. Assis sur le tron d'un vieuz chene planté par un de ses ansetres, et dont le feuiliage protecteur avait ombragé les jeu de son enfanse, il pleurait mintenant; ses yeux atristé se prommenait autour de lui, et ne decouvrait que des ronce ou jadis il avait recueilli des moiçons si abondante; sa voix alteré apellait ses fils, et ses fils ne repondait point. Elevant les main et les yeux vers le ciel, il s'abandone a la providanse, et reprend avec un courage quil nosait esperer de lui même les instrument honorable avec lesquel ses bras, lontems fatigué du pois des armes, doive désormais déchirer et fertilizer le sain de la terre.

LXXXI.

Vos tente se sont laissé ebranler par les menasse qu'on leurs a faite. On les a menacé de leur intanter un procez ruineuz, si elle nacceptait point les acomodements quon leur avait propozé. Elles ce sont reisinié aux sacrifisse quòn avait veinement exigé delle depuy huits mois. Si ma femme navait pas été obligé de faire un lon voyage, et quelle fut resté auprez de ces deuz dame, qui sont ses ami, elle aurait soutenu leur courage, et ses dame ne ce serait pas laissé aller ci facilement. Vos enfans setait bien conduis pendant cette soirée; pourquoi les avez vous envoyé se coucher de si bonheur? Cette femme cest permi de malignes aluzions que je ne laurait jamais soupsoné de faire, si je ne les avais entandu de mes propres oreille. Les divers colaborateur ce sont partagé les somes que le ministre leur avait aloué. Des disputte setait dabort elevé pour ce partage; mais mon frere et moi nous nous some proposé pour mediateur, et la querelle sest prontement terminé. Les juge se sont partagé dans cette afaire : le président ne les a ramené quavec peine a son sentiment. Les deuz geneirauz se sont attaqué avec une violense extreme, et ils ce sont fait un mal horrible. La dizette de vivre les a forsé a conclure une treve quils nont observé que quelque mois. Les sos ce sont toujours laissé alleicher par les intrigant qui se sont doné la peine de leur tandre dés piege. Les frippon que tu as vu arreitez ce sont echapé. Les perte que j'avais prévu que je ferais, ne ce sont que trop réalizé. Quel somes ne ma point couté la confianse que javais mis en des persones que lontemps jai cru honeite! Les veu de voz ansiens ami sont il rempli? ont il obtenu les emploits quon les a vu sollicitez ci ardemment?

LXXXII:

Quinze an setait ecoulé depuy la dedicasse du temple. La fille du gran preitre croissait sous ses yeux, come un jeune oliviez quun jardiniez eleve avec soin au bort dune fonteine, et qui est lamour de la terre et du ciel. Rien naurait troublé la joye du grant preitre, s'il avait pu trouvez pour sa fille un épouz qui leut traité avec toute sorte dégars, aprez lavoir emmené dans une maison plaine de richesse. Mais lamour que cette jeune vierge avait eu le maleur dinspirer a un proconsul d'Achaïe, avait éloinié delle tout les amans vertueux qui ce serait presanté pour devenir les gendre du grand pretre.

La jeune fille avait supplié son pere de ne point la livrer a se Romain inpie dont les seul regars la fesait freimire. Le pere avait cedé au prieres de sa fille. Le barbare, soupsoné de plusieur crime, avait deja eu une premieire épouze quil avait preicipité dans le tonbau par ses traitements inumins. Pour deirobez sa fille aux poursuitte du proconsul, le pere lavait consacré aux Muses, il lavait instruite de tout les usage des sacrifices; il lui avait montré a choisire la genice sans tache, a coupez le poil sur le frond des taurau, a le jettez dans le feu, a reipandre lorge sacré; il lui avait apris surtout a touchez la lire, charme des infortuné mortels. Souvent assiz avec cète fille cheri, ils chantait quelque morsaux choisis de l'Iliade et de l'Odyssée, la tendrèce d'Andromaque; la sagesse de Pénélope, la modesti de Nausicaa; ils disait les mauz qui sont le partage des enfans de la terre, Agamemnon sacrifié par son épouze, Ulysse demandant lomone a la porte de son palais; ils satendrissaient sur le sort de celui qui meure loing de sa patrie, sans avoir revu la fumé de ses foyez paterneles. Nouri des plus bau souvenire de lantiquitée, dans la docte familiaritée des Muses, la jeune fille dévlopait chaque jours de nouveaux charme.

LXXXIII.

Anne Thérèze de Marguenat de Courcelles marquise de *Lambert*, naquit a Paris dun maitre des compte. Elle perdi son pere a lage de troiz an. Sa mere aipousa en second nôces le facil et ingénieuz *Bachaumont*, qui ce fit un devoir et un amuzemant de qultiver les heureuze dispauziciou quil deicouvris dans sa belle fille. Cette émable enfant sacoutuma des lors a fąire de petis extrais de ses lecture. Elle ce forma peu a peu un treizort littairère propre a assésoner ses plézirs, et a la consolez dans ces paines.

Après la mort de son mari, *Henri de Lambert*, marquis de Saint-Bris, quelle avait aipouzé en 1666, et quelle pairdit en 1686, elle essuya de lons et cruelles proceis, ou il sagissait de toute sa fortune. Elle les conduisit et les termina avec toute la capacité dune persone qui naurait point eu dautre talent. Libre enfin et métresse dun bien considérable quelle avait presque conqui, elle établi dans Paris une meizon ou il était honorable d'etre reçu : cetait la seulle, a un petit nombre d'excepsions prez, qui se fut preizervé de la maladie epydeimique du jeu, et ou lon ce rassembla pour parler rézonablement. Auci les gens frivol lansait quand

il pouvait, quelque trais malain contre la
mézon de madame de *Lambert*, qui, très déli-
catté sur les discourts et sur lopinion du publique, crainiait quelle que fois de donner trop
a son gout. Elle avait le soing de ce rassurer,
en fésant reflaiction que dans cette meme mézon, si acusé d'esprit, elle fesait une dépance
tres noble, et recevait beaucóup plus de monde
de condicion que de gens illustre dans les lètres.
Les calités de lame surpassait encore en elle les
calités de l'esprit. Elle était né courageuse,
peu susseptible docune crinte, si ce netait sur
la gloire; incapable detre areité par les obstacle
dans une entreprize neiceissère ou veir-
túeuze.

LXXXIV.

Des voleurs nóus ont ataqué pendant la
nuit; nous nous somes laissé dépouillez sans
reisistance. La reisistance que nous aurions
voulu opposez nous serait devenu fatalle. Car
les voleur ce sont presanté en grand nombre
et compleitement armé. Avez vous vu la pan-
dulle que jai acheté? Toutes les personnes qui
lont vu, lont trouvé très bèle et très riche. Elle
sone les heurs et les demis, et marque les can-
thiemes. Tout le monde trouve que je ne lai
pas payé chère. Vos cheveu que vous avez

fais coupez plusieurz foiz, et que vous avez
laissé croître ansuite sont devenu en peu
de tems tres lons et tres épaix. Quels que li-
bels quon ait publié contre cette femme, lhonneur de son seixe, elles les a meiprizé. Quelles
que nombreuze quait été les injures dont on
la accablé, elle ne sen est point mis en peine.
Quelles quait été les calomnis quon a débité
contre elle, elle sest tu, et a dédaignié de
repoucez des trais quelle a jugé propre a at-
tirez loprobre sur ceux qui les lansait, plutot que sur elle meme. La petite Angéla sétait obstiné a ne point se coucher avant sa
mere; nous lavons laissé rester avec nous une
partie de la soirée; mais bientot elle a sucom-
bé au someil; nous lavons porté toute endormi dans son lit sans quelle sans soit appersu, sans quelle ce soit révélié. Les musicien qui sont venu soupez mercredy derniez
avec nous, ce sont montré fort aimable. Nous
les avons entendu chantez les chansons les
plus gai qu'on ai jamais entendu chantez.
Ces juge, quelquils soit, niront pas déclarer
solemnèlement quune jeune prainsèce a été
mal élevé. Tant que les Suisses ont vécu ren-
fermé dans leurs montagne, il ce sont suffi a
eux meme. Mais, lorsquils ont commansé a
communiquer avec dautre nacion, ils out pris

gout a leur maniere de vivre, et ont voulu l'imiter. Ils ce sont appersu que l'argent etait une bonne chose, et ils ont voulu en avoir. Sans productions et sans industrie pour lattirer, ils ce sont mis en commerce eux meme, ils ce sont vendu en détail aux puissances. Leur première aliénation de troupes les ont forcé den faire de plus grande, et de continuer toujours. Aprez qu'ils ont eu bien dejeuné, et quils ont été rassazié de plusieur tranche dun excelan jambon de Mayence, nous les avons vu se lever précipitament de table, d'où ils se sont rendu chez un notaire pour signez quelque contras quils avait passé. Nous les avons vu rentrez, ils ont demandez un bol de punche, et quelque verre de rum quils ont bus. Il ce sont couché ensuite, et ont fort bien dormi. Ces deuz homes ce sont colté, cest a dire, se sont pris au colé : il ce sont meurtri le visage à cous de poins; il ce sont dechiré leurs habits quils ont envoyé racomodez.

LXXXV.

Je presume, Madame, que vous voila heureusemant arrivé a Paris, et peut être deja lancé dans le tourbilion de ces plaisirs bruyans dont vous pressantez le vide, et que vous vous etes proposée néanmoins de cherchez. Je ne crains point que dapres lépreuve que vous avez résolu den faire, vous les trouviez plus substentiel que vous ne les avez estimé. Mais si vous en aviez une fois contracté lhabitude, ils deviendrait pour vous des bezoins que vous seriez obligé de satisfaire. Songez dans quel état cruel cela vous jeterait. Je vous conseillerait donc de rompre cette habitude, ou du moins de l'interrompre, avant que vous vous en fussiez laissé subjuguer. Ces règles de la sintaxe que vous avez étudié si lontems, mesdemoiselles, vous ne les avez point retenu : car vous nen avez apliqué aucune au diverce frase que je vous ai fait ecrire ce matin sur la planche noir. Les prinsipe que lon a une foi bien consu doive rester gravé dans lesprit. Mes seures se sont promené hier le lon de la riviere. Une femme qui lavait du linge dans un batau de blanchisseuse, sest laissé tomber dans l'eau : deuz home qui lon vu tomber, ce sont dezabilié très prontement, et ce sont jeté a leau : ils ont retiré la femme et lont ramené sur le rivage; les pront secourts quon lui a doné lont sauvé. Les deuz home que nous avons vu passer, sont les deux avocat que nous avons entendu pléder lundy dernier au tribunale de première instanse. Les talent quils ont montré dans cet affaire importante, justifit la réputacion brillante qu'ils ont obtenu depuis lontemps. L'occasion quon a une foi laissé échaper ne revien plu. Lafection que j'avais consu pour vos enfant sest assez manifesté par toute les paines que je me suit doné pour leur instruction. Quelque soit mon zelé et mon attachement pour mes éleve, quelque soin que je prène, le suxès est bien eloigné de depandre de moi seul. On sçait mon goût déclaré pour les sciences, et je les ai assez cultivé pour avoir du y faire des prograit, pour peu que jeusse eu de dispositions. Cète dame quun pur motif de curiosité avait amené a la court, y fut retenu par des motif dun genre supérieur, et qui nen furent pas moins éficasse pour avoir été moins prévu.

LXXXVI.

Si je vous ai laissé, ma belle voisine, une emprinte que vous avez bien gardé, vous men avez lessé une autre que jai gardé encore mieux. Nous ne sçavez pas quelle estime et quel respect votre courage, votre modération, votre sagesse, ont inspiré pour vous dans toute l'Europe. Jai resu votre paquet, qui me serait egallement parvenu sous l'adresse que je vous ai doné. Les troupes alié ont prit part aux conbats qui ce sont livré sur la frontière, et elle y ont déployé une valeure que tout le monde a admiré. Les bons livres que vous avez négligé de lire vous aurait formé lesprit et le cœur. La romance que nous avons entendue chanter, ne ma pas paru digne de lauteur célèbre qui la composé. Je ne sçaurais vous pindre la vive impression qu'a faite sur moi le recit des ravages que le dernier orage a causé. Les filles de Prœtus, parce quelle s'etait vanté detre plus belles que Junon, furent frapé dun genre de folie qui leurs fit croire quelles était changé en vache. Les géans, enfant de la terre, s'était révolté contre Jupiter, mais ils furent terrassé a coups de foudre, et accablé sous les montagne qu'ils avait amassé pour détroner le maitre des dieu. Les esperense que nous avions osé concevoir, que nous avions nourri si lontems, se sont évanoui tout d'un cou. Cette sale n'est pas aussi grande que je lavais cru d'abord; je lai mesuré et jai reconnu quelle na que cinq toise et demi de lon sur trois et un tiert de large : elle ne pourrait point contenir toute les personne que nous nous somme proposé de réunire ici la semaine prochaine.

LXXXVII.

De quelque biens que vous jouisciez, vous ne serez point heureux; si vous ne sçavez reprimer vos passions. Quelque soit les bien dont vous jouiscez, sachez toujour vous moderez. Quelque sçavant que nous soyons, ne faison pas un vain étalage de notre siense. Quelque juste que soit les hommes, ils peche sept fois par jour. Quelque soit les caresse d'un ennemi, ne vous y fiez point. Quelque caresses que vous fasse un ennemi, vous devez toujour vous en défiez.

> Quel que soit linterret qui fait parler la reine,
> La reponce, Seigneur, doit elle etre incertaine ?

Quelque brillant que soit les don de la fortune, la vertue les efface : elle seule a du prix. Quelque savant que nous puissions devenir, nous ne renfermeront jamais dans les bornes etroite de notre intelligense toute les profondeures de lœuvre de l'infini. Ceux qui ne socupent a quoique ce soit de bon et dutile, me paraisse fort méprizable. Quoique vous diziez, lhome juste et constant dans ses principe vit en paiz en lui meme. A quoique vous vous occupiez, donez y toute votre attension. Quelque richesses que lon possede, on est rarement contant de sont sort. Quelque fautes graves que nous ayons commise, confions nous en la misericorde de Dieu. Quelque sincerre que les homes paraissent avec les femmes, elle ne doive pas satendre a netre jamais trompé. Quelque eclairés que nous soyons, ne nous glorifions point de nôtre sçavoir. Quelque fole que soit les modes, on en est esclave. Il y a quelque cinq cens an que Gilia Flavio, fameux pilotte, né à Naples, a fait linterressante découverte de la boussole. Quelque talens que lon ait, on ne peut, si lon na ni bonheur ni protecxion, reussire a quoique ce soit. Les criminel doivent etre puni, quelquils soit. Toute aimable quest la vertue, elle a moins dadorateur que le vice. Quel sujez nont pas été epuisé par les gens de lettre?

LXXXVIII.

Blanche de *Monbary*, contesse de Flandre, avait perdu ses parent dans sa plus tendre jeunesce. Elle avait été elevé en Angleterre chez le lord Walter Cliffort, sont tuteur. Elle cetait lié dès lor avec la belle Rosemonde, fille du lor. Rosemonde aimais la retreite et la solitude; Blanche, au contraire, aimais le monde et le plaisir; et lorsque la reine Eléonore les avaient demandé l'une et l'autre, pour les atacher a son service, Blanche seule avait accepté, et Rosemonde était resté dans

sa retreite. Agé seulement de quinze an,
Blanche avait fixé tous les regars et reçu
tout les homage qui pouvoit la flatez. Elle
joui pendant une anée entieire des delisse
dun amour mutuélle et vertueuz, sans que
lon put en connaitre lobjez, sans que lon pu
conaitre ensuite ci se fut la mort ou labsanse
qui l'en avais privé. Absorbé par la douleure,
elle appersevait a peine la passion quelle avait
inspiré au roi Henri II. Se fut autant par la
jalouzie de la reine que par l'enprescement du
roi quelle fut instruite de lamour dont elle
etait lobjez. Lorsquelle s'en fut aperçu, elle
rezolu aussitôt de quiter la coure et l'Angleterre même..... Entouré, dans sa retreite,
des enfant que Théodoric avait eu dun premiez mariage, Blanche eut souhaité den faire
ces ami; maiz jameis leur cœur ne fure touché daucuns sentimant d'afexion pour elle.
Les doux nom de leur relacion mutuelle ne-
toit employé dune part que pour indiquez la
superiorité de lage et la perte des agremans,
et de l'autre que pour faire santire lautoritée et provoquez lobeissance. Aprez dix ou
douze an de sejour a Mousson, Blanche avait
perdu, sans doute, quelque chose de sa premieire fraicheure, mais sa bautée regulieire
et noble pouvais le disputer au bautés moins

parfaite qui avais sur elle l'avantage de la jeunesce; et bien loing quelle fut plus agé que ses belles filles, la cronique assûre meme que les ainé datait de plus loing quelle. Quoiquil en soit, cète petitte rivalitée avait augmenté beaucoup la mesintelligeance qui devait neitre dune opposition entieire de caracteire. Linimitié cétait accrû de jour en jour, et les desagreimens que faisait eprouver a Blanche la mauvaise humeure de ses belles filles lui avait rendu le séjour de Mousson insuportable. La fortune de Théodoric avait éprouvé des reverd. Les avantage considérable quil avait dabord remporté pendant prez de quinze an sur les Sarrasins, l'avait mis en etat de conblez sa jeune épouze des plus riches presens. Mais Théodoric et André n'envoyait plus en Europe que des trophé d'arme, et ils se voyait forcé a redemandez les some necessaire pour soutenir leurs expedicions. Blanche renvoyoit sans regrez les tresorts quelle avoit resu sans aviditée. Ils retourne a leur sourse, disait-elle.

LXXXIX.

L'inocente Clara n'est point condanné uniqment parcequon la trouve évanoui dans la chambre de lenfant assaciné. On la trouve caché souz une table couverte dun tapiz ; cette circonstense est quelleque chose. Son amant, pere de l'enfant, avait vu la veille, sans etre apersu delle, tous les instrument du crime entre ses main : le poiniart, un mouchoire de soye, une echèle de corde. Aprez avoir eu le tems d'examinez ces choses, il entre dans sa chambre : aussi tot elle cache avec precipitassion, sous un voille, un poiniart, ce mouchoire, etc. Elle rougi, ce deconserte, et lorsquil la questhione la dessuz, elle fait un mansonge : cète petitte scene n'est regardé que come un enfantiliage ; mais le lendemain, le pere, en trouvant son fils assaciné, et Clara caché souz la table, reconait le poiniard et les autre instrument du crime ; et Clara, en reprenant lusage de ces sens, prononse ses paroles : *je nai rien a dire pour ma defance...* En outre, on aprent quelle avait reçu la veille une caice venant d'Allemagne, qui renfermait le poiniart, etc., et quelle avait ordoné au domestique qui la lui avait remise de ne point parler de cette envoi. On aprent encore quelle cétait glissé furtivement, avec baucoup de mistere et a une heure indû dans le pavilion de l'enfant. A lintérogatoire, toute ces chose son répété ; on présente a Clara les instrumans du crime ; on lui demande s'ils était

dans la boite quelle a reçu, s'il est vrai quon
les ai vu la veille dans ses main? Elle convient
de tout : on la presse de dire quelleque chose
pour sa défense, elle persiste a répetez qu'elle
na rien a dire.

> Se nest point pour les roi quest la sinseritée;
> Tout ce farde a la coure, jusqua la veritée.
> Lencenz fait un plaizir dont lame extazié
> Jamais jusqua se jour ne s'est rassazié;
> Et lon étale auz roi dun plus tranquil front
> Les vertues qu'il nont pas que les défautx quils ont.
>
> ÉSOPE *à la Cour.*

> Quel grande bataille a-t-on jamais gagné,
> Que l'horreur nait suivi, ou nait accompagné?
> Eh! quest ce que lon gagne? Un morseau de terrin,
> Que le victorieux quite le lendemain.
> Cependant, bien souvent, pour de telle conquetes,
> Il en coute au vainqueur quinze ou vingt mille têtes;
> Et le sang que lon perd dans se gain malheureux
> Est toujours le plus noble et le plus genereux.
>
> (*Ibid.*)

XC.

Une femme vertueuze, mais infirme et
peauvre, occupe cet humble chaumierre.
Deuz enfans, dans la premiere fleure de l'ino-
cense, pleurerait de faim au piez du lit de leur
mere infortuné, si Mélinde nétait leur ange
tutelaire. Ravi davoir consolé l'indigeance,
elle va revenir, ses beles joue animé d'un

sentiment de joye, et ses bauz yeux baigné
encore des larmes de la pitiée. Une persone
qui se voit délaissé dans sa misere ne regarde
la bienfeisance que comme un paradoxe qui
ocupe inutilement une quantitée de vain
discoureur. Il a été heureux pour certaine
personne detre abandoné de leur proche;
c'est par la qua commencé la chaine des eve-
nement qui les ont conduite à la fortune. Il y
a des gens dont le mérite et le courage ont
besoin detre soutenu; et d'autre, qui ne les
font valoire que lorsquil se voit delaissé. Perfide, tu nose ronpre un serment que taracha
Tatius! compte-tu pour rien ceuz que tu m'a
fait? Te les avais-je demandé, ingras, qui,
sous laparence de la vertue, cache lanbi-
tieuz projets de te faire roy des Sabins, et
daracher un trone a mon pere? Trenble du
sort qui te menace; trenble des mauz que tu
te prepare. Ne te flate pas de leur echapez,
le seul nom de Romulus tenvironera partout
d'enemi. Errant, persecuté, bani, tu trai-
nera ton infortune et ta fausse vertue chez
tous les peuple d'Italie, qui te rejetront de
leur sin. En proye aux remors devorans pour
avoir cauzé la mort de ton epouze, tu pleu-
rera a tous les instant le crime de ton incon-
stanse. Tu regrettras Hersilie, tu tendra vers

elle des main supliante : Hersilie nen sera
que plus animé a te persécutez. Tant quil me
restera un soufle de vie, je te poursuiverai,
la flâme à la main; et si ton abandon me
donne la mort, mon onbre ira ce joindre au
cruèles furies, pour ajouter à l'horreure de ton
suplice.

J. B. Rousseau dit, en parlant des mechant :

J'ai vû que leur honeures, leur richesse,
Ne sont que des filets tendu à leur orgueuil;
Que le port nest pour euz quun veritable ecueil,
Et que ces lit pompeuz ou sendore la molesse,
  Ne couvre qu'un affreuz cercueil.
Coment tant de grandeure sest elle evanoui?
Quest devenu l'écla de ce vaste apareill?
Quoi! leur claretée séteint aux clarté du soleil!
Dans un someil profont ils ont passé leur vie,
  Et la mort a fait leur reveille.

XCI.

L'*abandon* est une neigligeance presque
tousjours agreable, quon sent dans le discour, lorsque lécrivain, vivemant penetré
de ce quil veux dire, ce laisse aler au mouve-
mant naturèle de son santimant et de sa pensé, sans recherchez ni ses tours et ses expres-
cion, ni la liaizon et lordre rigoureuz des
idé. Quand on est bien penetré d'une idé, dit
Voltaire, quant un espriz juste et plain de

chaleure possede bien sa pensé, elle sort de son cervau, toute orné des exprécion convenable, comme Minerve sorti toute armé du cervau de Jupiter.

Voltaire fais sentire, dans tous ces ouvrage de vers et de prose, la justèce de cète comparaison ; il sont plain de cet *abandon* d'entrainement et de rapidité, qui donne a son stil un ton si animé et si naturèle, et des couleur si brillante, sans desordre et sans incorexion.

On trouve le meme *abandon* dans les lettre de madame de Sévigné, et il faut convenire que le genre epistolaire est celuy au quel cète manierre senble convenire le mieuz. C'est surtout dans ce sentimant inepuisable de tendrèce, que ses lettres offre mil trait de cet *abandon* aimable et piquant. Nous nen citterons quun exemple : « Ma chere fille, ce que je ferai baucoup mieux que tout cela, cest de pencer a vous : je nai pas encor cescé depui que je suis arrivé ; et ne pouvant contenire tous mes sentimans, je me suis mis a vous ecrire au bout de cette pettite allé sombre que vous aimez, assize sur ce siege de mouce ou je vous ai vu quelque foiz couché. Mais, mon Dieu ! ou ne vous ai je point vu ici ? et de quel façon toute ces pensé me traverse-t-elle le

chœur? il n'y a point dendroitz, point de lieu,
ni dans la maizon, ni dans l'églize, ni dans le
pays, ni dans le jardain, ou je ne vous aie vu.
Il ny en a point qui ne me face souvenire de
quelleque chose. De quelque manierre que ce
soit, je vous vois, vous mêtes presente, je pence
et repence a tout, ma tete et mon espriz ce
creuze : mais jai bau tournez, jai bau cherchez;
cète chere enfant que jaime avec tant de pa-
cion est a deux cent lieu de moi, je ne lai
plus; sur cela je pleure sans pouvoir men em-
pechez. »

A l'eleganse, a la noblesse, a l'harmony,
a la richece, quon admirre dans les psaume
de Rousseau, il faut joindre cète onxion quil
avait puisé dans loriginale. Ce nest pas quon
ne puisse en desirez d'avantage, surtout quant
on a lu les chœurs de Racine : il y à dans
ceuz ci plus de sentimans, comme il y a plus
de fléxibilitée dans les ton, et plus d'abilité a
passez continuelement de l'elevacion et de la
forse a la douceure et a la grace, et de faire
contrastez la crainte et lesperance, la pleinte
et les consolacion. Mais il est juste aussi de remarquez que les chœurs de Racine, melangé
de toute sorte de rhythme, ce pretait plus facilement a cète interressante variétée; c'était
des odes que Rousseau voulait faire. Il est vrai

encore que dans la seulle ou il ait employé le
melange des rhythme quil aurai peut être pu
mettre en usage plus souvant, il nen a pas tiré,
a beaucoup prez, le meme partie que Racine
dans ses chœur. Mais enfin lon peut avoir moins
de sencibilitée que Racine et nen etre pas de-
pourvu; et c'est encor dans ses psaume que
Rousseau en a le plus.

Quelquefoiz Rousseau paraphrase longuement
et faiblement se qui est beaucoup plus bau dans
la simplicité de loriginale.

> Les cieux instruise la terre
> A reverez leur auteur :
> Tout se que leur globe enserre
> Celébre un Dieu créateur,
> Quel plus sublime cantique,
> Que ce concer magnifique
> De tous les céleste corps!
> Quel grandeur infini !
> Quel divine harmony
> Resulte de leurs accors !

Come le reste du psaume est fort supérieu-
re, on le citte souvent au jeune gens, et jai vu
se meme commencement raporté avec les
plus grans éloge dans vingt ouvrage fait pour
léducation de la jeunesse. Il seroit utile au
contraire de leur faire appercevoir la diféranse
de cète première strophe aux autre. Les deux

7.

premier vers son baux, quoiquil ne vaille pas, a mon gré, la simplicité si noble de loriginale : *Les cieuz raconte la gloire de l'Éternel, et le fir-mamant anonce l'ouvrage de ses mains.* Mais tous les vers suivant sont rempli de faute. *Enserre* est un mot dure et désagréable, déja vieillit du tems de Rousseau. *Le globe* des cieux est une exprécion tres fausse. *Résulte de leurs accords* termine la strophe par un vers aussi sourt que prozaique. Jamais le mot *resulte* na du entrez que dans le raisonnement. Mais ce quil y a de plus vitieux, cest la rédondanse de tous ces mots presque synonimes, *sublime, cantique, con-cer magnifique, divine harmony, grandeur in-finie :* cest un amat de chevilles indigne d'un bon poéte.

XCII.

Emilie ne quita point sa tante jusque lon-tems aprez minuit; elle serait resté d'avantage, si sa tante ne leut conjuré daler prendre un peu de repos : elle obéit d'autant plus volon-tiez que la malade lui paraissait soulagé : elle donna a Annette les memes instruxion qu'elle lui avait donné la nuit precédante, et ce retira dans son apartement. Ses esprits était agité; elle ne ce serait point endormi : elle preféra de survéllez cète misterieuze aparicion qui lui causait tant d'alarme et tant dinteret.

C'etait la segonde garde, et lheure ou la figure avait deja paru. Emilie entendit les sentinèles qui ce relevait; et quant tout fut rentré dans le calme, elle repris sa place a la feneitre, et mit sa lampe de coté afin de ne pas etre appersu. La lune donnait une lumiere faible et incertaine; dépaices vapeurs lobscurcissait, et quant elle roulait sur son disque les teinèbres était absolu. Dans un de ces sonbres momens, elle remarqua une flâme légere qui voltigeait sur la terrace; pendant quelle regardait, la flâme sévanouit. La lune setant montré au travers des nuage plonbé et chargé de tonnerres, Emilie contempla les cieux; de nonbreux éclair silionnait une nuée noir, et repandait une lueure morne sur la masse des bois du valon. Emilie ce plaisait a observer les grans efet du paysage : quelquefois au dessus dune montagne, un nuage ouvrait ces feuz ardans; cette splandeure subite illuminait jusques aux cavitées; puis tout etait replongé dans une obscuritée plus profonde; d'autrefoi des eclair dessinait tout le chateau, detachait larcade gotique, la touréle au dessus, les fortifications au dessous; et alors ledifice entier, ses tours, sa masse, ses etroite fenettre, briliait et disparaissait a linstant.

Emilie, en regardant le rampart, revit encore la flamme quelle avait remarqué : cète flamme était en mouvement. Bientôt apres, Emilie entendit marcher : la lumiere se montrai et seclipsait successivement. Elle la vit passez sous sa feneitre; mais lobscurité était telle quon ne pouvait distinguez que la flâme; tout à coup la lueure dun eclaire fit voire a Emilie quelqu'un sur la terrace. Toute les anxietées quelle avait eprouvé la nuit precedante, se renouvellere; la personne savansa, et là flâme, qui semblait ce jouer, paraissait et sevanouissait par momens. Emilie desirait parler pour terminez ses doute, et sassurez si la figure etait humeine ou bien surnaturèle. Le courage lui manquait toute les foiz quelle ouvrait la bouche; la lumiere setant enfin montré justement au dessous de sa feneitre, elle demanda dune voix languissente qui cétait.

XCIII.

Pourquoy ne mavez vous pas renvoyé les deux livre que je vous ai fait redemandez? Je ne vous les avait prelé que pour sept a

huit jour, et vous les avez gardé plus de
troiz moi. Vous maviez dit dans le tems que
vous les aviez laissé emportez par votre cou-
sin, qui les a laissé tombez dans la bout.
Cest san doute pour cela que vous navez pas
osé me les renvoyé. — Les proverbes que
nous avons vu jouer, et qui nous ont tant
amusé, ont été composé par cète jeune persone que vous avez vu jouer le rôle de Ruth
dans le dernier. Cète jeune persone est une
étrangere qui nest arrivé en France que depui deux an. Les progrez quelle a fais dans
l'étude de notre langue, quelle navais jamais
entendu parler avant son arrivé a Paris, ont
paru surprenans a tous ceuz qui en ont été
les témoin. Les petite piece quelle sest amusé
a composez font nos délice depuy six mois.
Je ne sçaurais vous dire tous les applaudisse-
mens quelle lui on valu. — La foudre que
nous avons entendu gronder, est tonhé sur
une églize, qui a été brulé toute entiere.
Toute les persone qui se sont trouvé dans
cette eglize ce sont enfuis avec précipita-
tion. En sortant, elle ce sont jeté les unes
sur les autres; et un grand nonbre dentr'elles
ont été blessé. Tous les eforts qu'on a fais
pour arreter lincendie ont été inutils. La flâme
c'est communiqué a toute les partie de lédi-

fice avec une rapiditée incroyable. Lhistoire des sciences ne presante que deuz hommes qui, par la nature de leurs ouvrage, paraisse ce rapprocher de Buffon, Aristote et Pline. Tout deux, infatigable come lui dans le travail, etonnant par limmencité de leurs connaissances et par celle des plants qu'ils ont consu et exécuté; tous deux, respecté pendant leur vie, et honoré aprez leur mort par leur concitoyen, ont vu leur gloire survivre aux révolucion des opinion et des empire, aux nation qui les ont produits, et meme aux langue qu'ils ont employé; et ils semble par leur exemple promettre à Buffon une gloire non moins durable. — Ceux dont cette princesse a presenté les vœux ou les pleintes, offre pour elle de tout coté le sacrifice de leur larmes ou de leurs prière. Les familles quelle a assisté, et qui lui doive le repoz dont elle jouisse, lui souhaite incessamment le repoz eternel devant Dieu. Les villes les plus nombreuzes assemble leurs peuple pour lui rendre pompeuzement des devoirs funeibre. Les provinces quelle a autrefois édifié par sa pietée, et par les aumones quelle y a repandu, retantisse du bruit de ses louange. Les prêtres offre pour elle le sacrifice de Jésus-Christ sur les hotels, et les pauvre quelle a secouru demandent a

Dieu pour elle la miséricorde quelle leur a faite.

XCIV.

Les inquietudes que nous avions consu sur le sort de mon frere, ce sont enfin dissipé. Les lettres que nous en avons reçu ces jour cy nous ont entierement rassuré. Il sest heureusement tiré de tous les danjer qu'il à couru. Autant il a rencontré dennemis, autant il en a tué. Les arbres que jai vu planter, je les ai vu croitre en peu danée. Les ennemi que nous avons eu à combatre, et que nous navons pu vaince, ont peiri de froit et de faim. La bonne action que cète femme bienfaisante avait taché de rendre secrette, sest divulgué promtement, et a excité ladmiracion de tout ceuz qui en ont été informé. Les aviz que je vous ai donné, mes amis, et que vous avez négligé de suivre, vous aurait garanti des maleurs que vous avez essuyé, et dont vous netes devenu les triste victime que par votre legerté et votre imprudance. Quelques soit vos excuses, vous serez condamné par tout les gens sensé. Vous vous étiez imaginé que vous pouriez voler de vos propres ailes; mais votre chutte funeiste vous aura sans doutte rendu plus circonspect. Ces peuple ce sont

laissé aller aux attrait de la voluptée, de cète
syrene enchanteresse qui les a perdu sans res-
sourse. Ce qu'une juditieuze prevoyance na
pu mettre dans lesprit des hommes, une maitresse plus imperieuze, je veut dire lexpe-
rianse, les a forcé de le croire. Osons être par
nous meme, et nous ne contrediront point
ces premieres imprécion que le ciel a tracé
en nous. Voila les ennemi que la reine a eu
a combattre, et que ni sa prudence, ni sa
douceure, ni sa fermetée, n'ont pu vaincre.
Que si lesprit dindocilitée et dindependance
sest montré tout entier à l'Angleterre, et si
sa malignitée sy est déclaré sans réserve, les
roiz en ont soufert; mais aussi les roiz en
ont été cause : ils qnt trop fait sentir aux peuple que lancienne religion ce pouvait changer:
les sujez ont cessé den reverer les maximes
quant ils les ont vu ceder aux passions et aux
intereits de leur princes. Ces terres trop re-
mué, et devenu incapable de consistanse, sont
tombé de toute part, et nont fait voir que d'ef-
froyable precipisses; j'appèle ainsi tant der-
reurs temeireres et extravagante quon voyait
paraitre tous les jours.

XCV.

Mais la sage et religieuse princesse qui fait le sujet de ce discour na pas été seulement un spectacle propozé aux homme pour y étudiez les conseil de la divine providanse et les fatale revolucion des monarchis; elle sest instruit elle meme pendant que Dieu instruisait les prinse par son exemple. Elle a également entendu deux leçon bien opposé, cest a dire quelle a usé chretiennement de la bone et de la mauvaise fortune. Dans lune elle a été bienfaisante, dans lautre elle sest montré toujours invinsible. Tant quelle a été heureuze, elle a fait sentir son pouvoir au monde par des bontée infini; quant la fortune leut abandonné, elle s'enrichit plus que jamais elle meme de vertuz : telement quelle a perdu pour son propre bien céte puissance royalle quelle avoit recu pour le bien des autre; et si ses sujez, si ces alliés, si léglise universelle a profitté de ses grandeures, elle meme a su profiter de sés malheur et de ces disgrace plus quelle navait fait de toute sa gloire. — Avec quel prudanse elle traitait les afaire! Une main si habile eut sauvé l'etat, si l'état eut pu être sauvé. On ne peut assez louez la magnanimitée de cette princesse. La fortune ne pouvait rien sur elle; ni les maux quelle a prévu, ni ceuz qui l'ont surprise, nont abatu son courage. — Que si lhistoire de léglise garde cherement la memoire de cète reine, notre histoire ne taira pas les avantage quelle a procuré a sa maison et a sa patrie : femme et mère tres cherri et tres honoré, elle a reconcilié avec la France le roi son mari et le roi son fils. Et depuis ne sest elle pas appliqué en toute rencontre a conserver cette meme intelligence? Quant jenvisage de prez les infortune inoui dune grande reine, je ne trouve plus de parole; et mon esprit, rebutté de tant d'indignes traitement quon à fais a la majesté et a la vertue, ne ce résoudrait jamais a se jetter parmi tant d'horreures, si la constanse admirable avec laquelle cette princesse a soutenu ces calamités ne surpassait de bien loing les crime qui les ont causé.

XCVI.

Une dés plus essencielle et dés plus noble fonxion des souverain, c'est de randre la justisse aux peuple. Saint Louis en fit une des prinsipale occupacion de son reigne. Il écoutait, il examinait lui meme par son équitée les différans de son peuple. L'entrée du Louvre

etait libre a tous ceuz qui recourait a sa protexion. On ne voyait pas autoure de lui des
rans affreux de garde en haye pour effrayer
les timide, ou pour rebuttez les importun : il
ne fallait pas ganiez par des presans ou flei-
chire par des priere des huissiez inteiressé, ou
inexorable. Il ny avait poin de barrieire entre
le roi et les sujez que le moindre ne pu fran-
chire. On nattendait pas quelle serait son sort
auprez de ces porte superbes quon entrouve
de temps en temps pour exclure, non pas pour
recevoir ceuz qui ce présente. On navait besoin d'autre recomandacion ni d'autre crédi que
de celui de la justisse ; et cetait un titre suffi-
zant pour etre introduit auprez du prinse, que
d'avoir besoin de sa protexion.

Que jaime à me le represantez ce bon roi,
comme lhistoire le represante dans le bois de
Vincennes, sous ces arbre que le tems a respecté, sareitant au milieu de ses diverticemans
innosans pour ecoutter les pleintes et pour recevoire les requettes de ses sujez. Grans et
petis, riche et pauvres, tous peneitrait jusqu'a
lui indifeiramant dans le temps le plus agréable
de sa promenade. Il ny avait point de diffé-
ranse entre ses heure de loizir et ses heure doc-
cupation. Son tribunale le suivait partout où
il allait. Sous un daiz de feuliage et sur un

trône de gason, comme sous les lambri doré de son palais et sur son lit de justice, sans brigue, sans faveure, sans acception de qualitée ni de fortune, il rendait sans délaie ses jugemens et ses oracle, avec autorité, avec équitée, avec tendresse; roi, juge et père, tout ensemble.

XCVII.

Vous trouverez ci incluze la lettre que vous mavez prié décrire en votre faveure a monsieur le directeur-general des douane du royaume. Je crains que cète recommandacion ne vous soit pas aussi util que je lavais cru dabort. J'aurais cependant bien désiré pouvoire vous marquez par mes bons offices toute la reconnaissance dont je suis penetré pour les nonbreuz servisse que vous avez bien voulu me rendre, et que je noublirai jamais. Je vous ai envoyé la semeine passé les deux cent louis que vous m'aviez demandé. Je suis surpris que vous ne mayez pas encore écris que vous les avez reçu. Cependant lhome auquele je les ai confié à du arriver à Moulins au bout de deuz jour, et il les aura san doute fais porter chez vous le lendemain. Cète somme complétra les onze mils francs que je m'étais engagé a vous payez ce moi ci. Je metterai la meme exactitude dans les payemens que je doit vous faire le moi prochaint.

Le peu de progrez que ces eleves ont fais dans letude de la langue latine a la quèle il ce sont appliqué depuis deuz ans, prouve que la metode que le maitre a suivi ne sçaurait produire les succeis quil en avait esperé. Le peu de confiance que javais mis en cette metode ce trouve justifié par levenement. Je me defirai toujours de ces nouvèles métodes quon a imaginé depui vingt an, et dont aucune na été couronné par les prodigieuz succeis que les inventeurs avait osé sen promettre... Mes sœur, que vous avez laissé partire, ne reviendront plus dans cette maison, quelles ont quitté et quelles nont aucunement regreté. Les chaleures excescive quil a faite pendant les deux moiz quelles ont passé ici, les ont enpéché de sortire. Elle ce sont peu promené; elle ce sont baucoup ennuyé; elle ce sont proposé de ne jamais revenire. Je vous ai dis avec quel impatiance elles ont atendu lépoque que ma mere avait fixé pour leur départ, avec quelle joye elles lont vu enfin arrivez..... La ferme que nous nous étions proposé dacheter nest pas aussi considerable quon nous lavait annonsé. Nous avons été la voir hier, et nous avons reconnu que les raports quon nous avait fait sur son étendu et ses produis etait bien exageré. Elle ne contient guere que deuz cens hectare, tant en terres ensemancé quen vignes et en preirie. Le fermiez qui la exploité depuis neuv an nenploye que trois charus. Les benefices quil nous a assuré quil avais fais, ne ce serait jamais elevé au de la de huit a neuf cent frans, ces dépences prelevé...

> O toi ! soleil, o toi qui rend le jour au monde,
> Que ne la tu laissé dans une nuit profonde !
> A de si noir forfais prete tu rayons ?
> Et peux tu sans horreure voir ce que nous voyons !
> Mais ces monstres, hélas ! ne tépouvente guerre ;
> La race de Laïus les a rendu vulgaire :
> Tu peux voir sans frayeure les crimes de mes fils,
> Après ceux qué le pere et la mere ont commis.
> Tu ne tetonne pas si mes fils sont perfide,
> Sil sont tout deux mechant, et sil sont paricide ;
> Tu sçais qu'il sont sorti d'un sang incestueux,
> Et tu tétonnerais, sils était vertueux.
>
> (RACINE, *tragédie des Frères ennemis.*)

XCVIII.

Lheure que jai entendu sonnez me rapèle la paroles que jai doné de me rendre dans une assemblé nombreuze qui doit avoir lieu aujourduy pour discuter une question tres interressante que la chambre du commerce a renvoyé a notre examen. Les papiez que jai entendu

lire font mension de deuz grans combat qui
ce sont livré entre les Russes et les Turcs, et
dans lesquels les Turcs ont remporté des
avantage que les Russes leurs ont fortement
disputé. Les alleluia que nous avons entendus
chantez, nous ont beaucoup réjoui. Nous nous
some présenté ce matin chez votre tente. La
domestique qui est venu nous ouvrire la porte,
setant fait attendre, nous avait laissé soner
plus d'une demie heure. Nous lavons bien
grondé; elle sest fâché; elle nous a empeché
dentrez chez sa maitresse. Nous nous somes
écrié : Madame, veuliez bien ordoner a votre
domestique de nous laisser entrez. Nous
avons quelque chose de tres important a
vous communiquez : nous ne pourons pas
revenire plus tard. Votre tente sest haté de
venire nous recevoire; elle a fait à la servante tous les reproche quelle a du. Quels
aventages avez vous retiré des mensonges
honteux que vous navez pas crains de repan-
dre contre vos ennemits et contre vos melieurs
ami meme. La véritée a percé, et lindiniacion
publicque que nous avons vu eclatez, vous a
aprit quel cas ont fait de vos pareil. Que de
péril j'ai couru dans les deux derniez voyages
que jai fais! Ces juges ce sont laissé ganiés
par lapas d'une some qu'on leur a promis,

mais quil nont pas touché. Nous les avons vu tombez, ces colosse au piez dargile; cest par ceux la meme qui les avait elevé si haut, que nous les avons vu abatre. Turgot et Sully ce sont imortalizé par leur vertus plus encore que par leur talens. Tous les gens de loi que nous avons consulté, nous ont assuré que nous gagnerions notre proces. Maleureuse Calypso, tu tes trahi toi meme; te voila engagé, et les onde du Styx par les quelle tu as juré ne te permette plus de changer! Les feu quon avait alumé, ce sont éteinz deuz meme. Ceux qui les avait alumé, nen ayant plus besoin, les ont laissé eteindre. Les imbécils que tu a entendu babilier si impertinamant sur des sujetz si puéril, se sont tu quant ils nous ont vu entrer. Ces soldats dont la renommé a chanté les explois, ne ce sont jamais laissé abatre par les privacions qu'ils ont eu a suportez. Ils ont usé de toute les ressource qua comporté leur situacion.

> Que pourais je esperer dune amitié passé,
> Quun long éloignement na que trop efacé?
>
> (RACINE.)

XCIX.

Mes ami, par quelles illusion ne vous etes vous pas laissé abuzer? Julie a perdu la cu-

lière quelle setait chargé de porter a son frere
Achille. On a puni ces deux home, non pour
les maux quils ont fais, mais pour ceuz quils
ont laissé faire. De quatre vingt louis que
javois emporté en partant, jen ai depensé
vingt, jen ai doné quinze a ma seur, que jai
trouvé peu heureuse, et jai raporté les qua-
rante cinq autre. Nous nous somes rejoui de
ce que nos ennemi avait négligé les bêles occasions quils avait eu de nous attaquez, de ce
quil les avait laissé échaper, de ce quils nen
avait point profité. Nous avons fait tous les ef-
fors que nous avons pu, et cepandant nous navons pas reussi dans notre entreprise. La lettre que jai presumé que vous aviez reçu la
semaine passé, ne vous a donc été remise que
dans les premiez jour de celle-ci? Les livres
que vous mavez prié de vous envoyer, ont été
porté ce matin au burau des messageris. Les
six an qua duré notre liaizon se sont ecoulé
fort agreablement. Les dix jour que jai de-
meuré chez vous ne mont paru quun instant.
Les baux jours quil y a eu cette autonne ont
été attribué par le peuple a linfluanse de la
comette que nous avons vu paraitre a la fin
de lété dernier. Les deux heure que jai dormi
mont soulagé la tete. Les some que le comerce
leur a valu ne les ont pas enrichi. Je ne croi

poiat que vos deuz chevaux, quel que baux quils soit, vaille les deux mils ecu qu'ils vous ont couté. Que de soins ma couté cette afaire que vous m'avez conflé, et que j'ai heureuzement terminé. A quoi vous ont servi les soins que vous vous etes doné, les peines que vous avez prise, pour obliger ces méchante gens? Les trois lieues que nous avons couru a traverd les chants nous ont doné un grand apétit. Mon frere na obtenu aucun des emploi quil a couru. Croyez vous que cette maizon vaille encor aujourdhui les vingt mille frans quelle a valu il y six ans? Les trois postes que nous avons couru, nous ont couté seize frans. La statue equestre que vous avez vu eriger lan passée est tombé. Le dernier orage la renversé. Cest un aveugle de l'ospice des Quinze-Vingts, qui a exécuté les beaux chefs d'œuvres que tu as admiré et que tu tes proposé d'imiter. Quelque soit les écueil dont la nef d'Ulysse ce soit vu menacer, elle sen est garanti, et ne sen est pas laissé endommager. — Racine met ces paroles dans la bouche de Jocaste :

Dureront il toujour ces ennui si funeste?
Népuizeront il point les vengences céleste?
Me feront il soufrir tant de cruel trépas,
Sans jamais au tombeau précipiter mes pas?

O ciel, que tes rigueures serait moins redoutable,
Si la foudre dabort acablait les coupable !
Et que tes chatimens paraissent infini
Quand tu laisse la vie à ceux que tu puni ?
Tu ne l'ignore pas, depuis le jour infame,
Ou de mon propre fils je me trouvai la femme,
Le moindre des tourmens que mon cœur à soufers,
Égalle tous les maux que-lon soufre aux enfer.
Et toutefois, ô Dieux ! un crime involontaire
Devait il attirer toute votre colère ?

(Tragédies des Frère ennemis.)

C.

Éruption du volcan de Quito.

Heureuz les peuple qui habite les valées et les colines que la mer a formé, dans son saint, des sables que roule ses flots, et des dépouille de la terre ! Le pasteur y conduit ses troupaux sans alarmes ; le laboureur y seime et y moissone en paix. Mais malheur aux peuple voizins de ces montagnes soursilieuse dont le piez na jamais trempé dans l'Océan, et dont la cime s'éléive au-dessus des nue ! Se sont des soupireaux que le feu souteirain sest ouvers en brisan la voute des fournaise profonde où sans cesse il boulione ! Il a formé ces mons de rochez calsiné, des meteaux brulants et liquide, des flots de cendres et de bitume quil lansait, et qui, dans leur chutte, sacumulait au bords de ces goufres ouvers. Malheur aux peuples que la fertilitée de ce terrein perfide atache! Les fleures, les fruis et les moisson couvrent labime sous leurs pas. Ces germe de féconditée dont la terre est pénetré, son les exhalaisons du feu qui la dévore, sa richesse, en croissant, preisage sa ruiné, et cest au sin de labondanse quon lui voit engloutire ses heureux possesseur. Tel est le climas de Quito. La ville est dominé par un volcan terrible, qui par de frequente secouces, en ebranle les fondement.

Un jour que le peuple indien, répandu dans les campagne, labourait, semait, moissonait (car ce riche vallon preisente tout ces traveaux a la foiz), et que les filles du Soleil, dans linterieure de leur palais, était occupé, les unes a filez, les autres a ourdire les preicieux tissuts de laine dont le pontife et le roi son veitu, un bruis sourt se fait dahort entendre dans les entraille du volcan. Ce bruit, semblable a celui de la mer, lorsquelle consoit les tempeites, s'acroit, et se change bientot en un mugicement profont. La terre tremble, le ciel gronde, de noir vapeures lenvelopent, le temple et les palets chancèlent et menacent de sécroulez; la montagne sébranle et sa cime entrouverte vomit, avec les vens enfermé dans son sin, des flos

de bitume liquide, et des tourbilion de fumée,
qui rougisse, senflament et lance dans les airs
des éclas de rochez brulant quils ont détaché de
labime : superbe et terrible spectacle de voir
des riviere de feu bondire a flos étincelans, au
traverd des monsaux de neige, et s'y creuzer un
lit vaste et profont.

Dans les murs, hors des murs, la desola-
cion, lepouvante, le vertige de la terreure, se
rependent en un instant. Le laboureur regarde, et reste immobil. Il noserait entamer
la terr quil sent come une mer flotante sous
ses pas. Parmis les pretre du Soleil, les uns
tramblant selansent or du temple; les autres
consterné embracent lautel de leur dieu. Les
vierges éperdu sorte de leur palais, dont les
tois menace de fondre sur leur tête, et courant dans leurs vastes enclots, pales, éche-
velé, elles tende leurs main timide vers ces
murs don la pitiée meme nose aprocher pour
les secourire.

(Les Incas.)

CI.

Quand la nuit fut revenu, Emilie setant
rapellé la musique mistérieuse quelle avait

deja entendu, espéra quelle lentendrait, encore. L'influance de la superstition devenait chaque jour plus active sur son esprit afaibli par la douleure. Setant déterminé a atandre seul, elle congedia Annette : il etait encore loin de lheure ou la musique cétait faite entendre; et, dans le désir de distraire ces pencée, et doublier un sujet d'aflixon, elle choizit un des livres quelles avait aporté de France. Mais son esprit inquiet et agité ne pouvait soutenir laplication. Elle alla mil foiz a la feneitre pour ecoutez les son quelle avait esperé dentendre. Elle setait imaginé un moment quelle entendait une voix. Mais bientot elle reconnu que tout était tranquil; et elle se crut tronpé par son imaginacion.

Ainsi passa le tems jusqua minuis. A se moment, tous les bruis éloinié qui murmurait dans lancainte du chatau se trouverent assoupi presque a la foiz, et le someil sembla régnez partout. Emilie, setant mise a la feneitre, fut tiré de sa reiverie par des son fort extraordineire : ce netait pas une harmonie, mais cetait les murmurs secrez d'une persone desolé. En écoutant, le cœur lui manquat de terreure, et elle demeura convaincu que les premiez accors quelle avait cru entendre nétait quimaginaire. Par intervales elle entandait

de feibles lamantacions, et cherchait a decouvrire dou elles venait. Il y avait au dessous delle
un grant nombre de chambre fermé depuis
lontems, et il etait probable que le bruit en sor-
tait. S'etant panché sur la feneitre pour décou-
vrire quelque lumière, elle cru remarquer
que toute les chanbres etait dans les teneibres;
mais a peu de distanse, sur le rampart, elle
crut appercevoir quelque chose en mouve-
mant. Ce faible éclas que donait les étoilles ne
lui permettait pas de distinguez précizement. Elle
jugea que cetait une sentinelle de garde, et mit
de coté la lumiere pour observer avec loisir,
sans etre elle meme remarqué.

CII.

Le brigand avait enfermé la tante d'Emilie
dans cette tour, et ly avait abandoné a la
plus rigoureuze captivitée. Sans remors, sans
pitié, il lavait laissé languire en proye a une
fievre devorante qui lavait mis enfin aux
porte du tonbau. Le sang dont Emilie avait
vu la trasse dans lescaliez avait coulé dune
blessure que lun des sattellite du brigant avait
reçu pendant le combat et qui setait débandé
en marchant. Pendant la nuit, ces homes

setait contenté de bien enfermez leur pri-
soniere, et ils avait ensuite cessé de la garder.
C'est pour cela qua la premiere recherche
Emilie avait trouvé cette tour deserte et silen-
sieuze. Quand elle fit un efort pour ouvrire la
porte de la chambre, sa tante setait endormi,
et le silence profont qui regnait lui confirma
lidée que sa tante nexistait plus. Cependant,
si la terreure ne leut pas empeché de reco-
manser a l'appeller, la tante ce serait révélié,
et la niece ce serait eparnié bien des peine.
Quant la nuit fut venu, Emilie voulu la
passer prez de sa tante; mais celle si sy opo-
sa absolument. Elle exigea que sa niesse ala
prendre du repoz, et qu'Annette seulle resta
prez delle. Le repoz veritablement était bien
necessaire a Emilie, aprez les secouces et les
mouvemens quelle avait eu a suporter dans
ce jour. Ocupé de reflections mélancholique,
anticipant tristement sur lavenir, Emilie ne
setait pas mis au lit; elle setait apuyé, dans
sa reiverie, au bort de sa feneitre ouverte.
Les bois et les montagnes, tranquilment éclai-
ré par lastre des nuit, formait un contraste
penible avec letat de son esprit; mais le murmure des bois et le someil de la nature adou-
cirent graduelement les émocions quelle resan-
tait, et soulagerent enfin son cœur jusqua

lui faire versez des larmes. Elle resta à pleu-
rez pendant assez lontemps, sans suivre aucune idée, et ne concervant que le sentiment
vague des maleurs qui pesait sur elle. Quant
a la fin elle ota le mouchoire de ses yeux,
elle appersut devant elle, sur la teirasse, la
figure quelle avait deja observé. Elle était im-
mobile et muète en face de ses feneitre. En la
voyant, elle tressaillit, et la terreure, pour
un moment, surmonta sa curioisité. Elle
revint ensuite à la feneitre, et la figure y
etait encor; elle pu lexaminez, mais non
pas lui parler, comme elle se letait dabort
proposé. La lune était brillante, lagitacion
de son esprit était peut etre lunique obstacle
à ce quelle distingua neitement la figure qui
etait devant elle. Cette figure ne fesait aucun
mouvement, et Emilie douta quelle put etre
animé.

CIII.

Un plébéyen chargé de fers vint se jeter
dans la place publique comme dans un azile.
Ses habis était moulié ; il était pale et défiguré ;
une grande barbe et des cheveuz négligé et en
dézordre rendait son visage afreuz. On ne
laissa pas dc le reconnaître et quelque persones ce souvinre de lavoir vu dans les armée

comander et combatre avec beaucou de valeure. Il montrait lui meme les cicatrisse des
blessure quil avait reçu en diférantes ocasions,
il nomait les consuls et les tribuns sous les
quels il avait servi; et, adressant la parolle a
une multitude de gens qui lenvironait, qui lui
demandait la cause de l'état déplorable ou il
etait reduit, il leur dit que, pendant quil portait les armes, dans la derniere guère quon avait
faite contre les Sabins, non seulement il navait
pu cultivez son petit éritage, mais que les ennemi meme, dans une course, aprez avoir pilié
sa maison, y avait mis le feu, que les besoin
de la vie et les tribus quon lavait obligé de
payer malgrez cette disgrasse, lavait forsé de
faire des deites; que les intereis sétant insan-
siblement accumulé, il setait vu reduit a la
triste necessitée de ceder son éritage pour en
acquitter une parti; mais que le créancier
inpitoyable, nétant pas entieirement payé, lavait fait trainer en prison avec deux de ses enfants; que, pour lobliger a accélerer le paye-
ment de se qui restait du, il lavait livré a ses
esclave, qui, par son ordre, lui avait dechiré
le cors; en meme tems il se decouvrit, et montra son doz encore tout sanglant des cous de
fouet quil avait reçu.

(VERTOT, Révolutions romaines.)

Les accuzateurs de Manlius lui reprochère ses discours sedicieux, les changement quil avoit proposé de faire dans le gouvernement, ses largesses intéressé pour soulever la multitude, et la fauce accuzacion dont il avait ofancé tout le corps du senat. Manlius, sans entrez dans la discution de ses diferant chefs, ni repondit que par le recit de ses servisse et des temoiniages quil en avait reçu de ses generaux : il representa des brasselets, des javelos, deuz courones d'or, pour etre entré le premiez dans une ville ennemi par la breiche; huit courones civique pour avoir sauvé la vie dans des batailles a autant de citoyen, et trente depouille d'ennemis quil avoit tué de sa main en combas singuliez. Il ce decouvrit en meme tems la poitrine, quil fit voir toute couverte des cicatrisses que lui avait laissé les blessure qu'il avait reçu dans ces combas : enfin il appela Jupiter et les autre dieux a son secours; et, ce tournant vers l'assemblée, il conjura le peuple de jeter les yeux sur le Capitole avant que de le condamner.

(Le même.)

CIV.

Vos seur sont plus sage que je ne lavais

pensé. La nouvèle tragedie est mieuz écrite que
vous ne laviez imaginé. Baléazar possede plus
de tresorts que son pere nen avait amassé.
La mortèle offence que vous aviez reçu avait
justement exsité toute votre indignacion; mais
la venjeanse terrible que vous en avez tiré a
du vous satisfaire plainement. Autant d'ennemis on lui a suscité, autant il en a vaincu. Plus
il a rencontré de difficultée, plus il en a surmonté. J'ai reçu les fruis que vous mavez envoyé; plus jen ai mangé, plus je les ai trouvé
délicieuz. Les figures que vous avez vu des-
siner ne sont pas dun bon gout; on les a agrandi
dun pouce. On les a fait tracer a votre sœur,
qui les à très bien exécuté. Que de rois se sont
succédé sur le trone de France! Que de siecles
se sont ecoulé depuis la création du monde! Les
oreison funeibre de Bossuet sont autant de chè-
deuvre. A une male et vigoureuze elocance il
joigniait, dans ses sermons, a lavantage que lui
donait une vaste erudicion, celuy d'etre plein,
solide, instructif. Aussi ces sermon lui atire-
rent l'admiracion géneral, et lui meritèrent la
protection d'un monarque qui sçavait reconaître
et recompencer le geinie partout ou il ce trouvait. Bossuet tenait ché lui des confeirances
ou se rassemblait les docteur les plus distingué.
On y étudiait lEcriture sainte; chacun apportait

ses recherches et ses remarques particuliere ;
et Bossuet a recueilli, dans les notes quil a donné
sur les psaume et sur les cinq livre de Salomon,
tout ce qui lui paru digne d'etre conservé. Jamais éveique ne rempli les fonxions de l'épiscopat avec plus d'exactitude et de zele. Ses
predicacions, ses reglemen, ses ordonnanse,
les cathéchismes et livres de prieires et de piétée quil a composé, et les freiquante tournée
quil faisait dans son diocez, prouve avec quel
attention il veiliait sur les fideles confié a ses
soin. Bossuet mourut en 1703.

SUJETS DE COMPOSITIONS (1).

1. Écrire à une amie qui est dans un pensionnat, qu'on la plaint d'être éloignée de ses parents ; qu'elle doit être bien sûre que ses parents gémissent également d'être séparés d'elle ; mais que le moyen de les consoler et de se consoler elle-même, c'est de mettre à profit les différentes leçons qu'elle reçoit pour son instruction.

2. Sur la nécessité de réprimer le penchant à la raillerie. Combien le railleur est dangereux ! Il sert son esprit aux dépens de son cœur. Il sacrifie son meilleur ami à un bon mot. Une raillerie modérée est le sel de la société. Elle peut servir à corriger des ridicules. Ne jamais railler personne sur les défauts corporels. Comment on doit supporter la raillerie en société.

3. Sur le plaisir de faire une bonne action.

---

(1) Dans le Corrigé de cette Cacographie, j'ai placé quelques-uns de ces devoirs, tels qu'ils ont été faits par plusieurs de mes élèves. Je suis loin de croire qu'on ne puisse pas mieux faire. Mais je n'ai rien changé au travail des élèves, et je prie les personnes qui seraient tentées de le juger avec sévérité, de penser que c'est le travail de jeunes personnes à peine âgées de quatorze ou quinze ans.

4. Sur les précautions à prendre dans le choix d'une amie. Quelles qualités on doit désirer dans une amie.

5. Lettre à une jeune personne qui, ayant de la beauté et de la fortune, se croit dispensée d'acquérir des connaissances et des talents.

6. Quels sont les moyens de plaire dans la société?

7. Lettre d'excuses d'une jeune personne à son amie. Les deux demoiselles se sont trouvées dans une société et ont soutenu chacune une opinion différente. La première y a mis trop de feu et a outragé son amie. Dire comment on doit se conduire en défendant son opinion contre les autres.

8. Comment on doit se conduire envers ses supérieurs, envers ses égaux, et envers ses inférieurs.

9. Sur l'ingratitude. Tout le monde déteste l'ingrat. Sa conduite tend à refroidir la générosité. Le cœur de l'ingrat est semblable à un désert qui boit avidement la pluie du ciel, l'engloutit et ne produit rien. L'ingrat est un serpent réchauffé dans le sein d'un bienfaiteur, qu'il

perce de son dard. Mais l'ingratitude ne doit pas arrêter l'homme bienfaisant.

10. Discours dans lequel Ève exprime à Adam ses regrets de l'avoir excité à désobéir à Dieu. Sans elle, sans ses funestes conseils, tous deux seraient encore innocents, et jouiraient de leur bonheur dans l'Éden. Elle frémit à la vue des maux qu'elle a attirés sur son époux et sur toute la race humaine. Elle voudrait être seule victime, porter seule tout le poids de la colère céleste. Elle le demande à Dieu.

11. Lettre d'une jeune personne qui est allée passer quelque temps à la campagne chez une de ses tantes. La nourrice de cette demoiselle demeure dans le même village. Cette femme est malade, et manque de tout. La jeune personne demande à sa mère des secours pour sa pauvre nourrice. Elle peint la situation dans laquelle elle l'a trouvée. Motifs qu'elle fait valoir, sacrifices qu'elle offre de faire, etc.

12. Lettre sur l'espérance. L'espérance est un des plus grands bienfaits que le Créateur ait accordés à l'homme. Elle nous accompagne dans tous les âges, dans la jeunesse, dans l'âge mûr, dans la vieillesse. Elle nous suit dans la prospérité, qu'elle embellit; dans l'adversité,

qu'elle nous aide à supporter. Elle ne nous abandonne même point dans nos derniers moments où tout nous échappe; mais elle dirige nos regards vers la félicité céleste que Dieu nous a réservée, etc.

13. Peindre, dans un discours, l'étonnement, la douleur, le désespoir de Caïn à la vue d'Abel qu'il vient d'étendre sans vie à ses pieds. Il appelle ce frère, et ce frère ne lui répond point. Voilà donc ce que c'est que la mort, voilà l'effet du péché d'Adam! Où Caïn va-t-il se cacher? comment retourner vers sa famille? que répondra-t-il à cette famille? que répondra-t-il à Dieu?

14. Lettre sur la bienfaisance. *Ce n'est que pour donner que le Seigneur nous donne.*

(FLORIAN.)

15. Discours dans lequel Clotilde exhorte Clovis à abjurer le paganisme, et à se faire chrétien. Au moment où ce prince va partir pour combattre les Germains qu'il rencontrera à Tolbiac, Clotilde lui rappelle tout ce qu'elle a déjà fait pour l'engager à renoncer à des dieux de pierre et de bois, à des dieux cruels, que leurs prêtres honorent par des sacrifices humains. Il ne manque à la gloire de Clovis que de reconnaître le vrai Dieu. Clotilde finit

en lui recommandant d'invoquer le Dieu des chrétiens, s'il se trouve dans quelque danger, et lui promet le secours de ce Dieu tout-puissant.

16. Lettre dans laquelle on rend compte d'une promenade en bateau sur une rivière. Beauté du rivage. Arrivée à un moulin. Déjeuner champêtre. Retour. Orage, etc.

17. Si nous étions au temps des fées, et que l'une d'elles vous offrît un don qui dût contribuer au bonheur de votre vie, que lui demanderiez-vous? Rendre raison de votre choix.

18. Clotilde détourne ses fils Childebert et Clotaire du dessein qu'ils paraissent avoir formé de massacrer les enfants de Clodomir. Ce n'est que parce qu'ils ont usé de surprise, que ces enfants sont dans leurs mains. Ils doivent en être les protecteurs, et non les bourreaux. Leur cruauté va les rendre l'exécration de leurs contemporains et de la postérité. Ils vont précipiter leur mère infortunée dans le tombeau... *Que veulent dire cette épée, ces ciseaux*, etc.

19. Une demoiselle écrit à sa tante, et lui rend compte du plan qu'elle s'est formé relativement à ses liaisons dans la société. Elle évitera les liaisons *inutiles*. Que ferait-elle d'une

amie paresseuse, ignorante? Le dégoût, l'ennui, l'accompagnent. Elle évitera les liaisons avec des personnes dont les principes, la conduite, sont contraires à la vertu. Le souffle empesté de pareilles amies donnerait la mort à son âme. Elle évitera même les personnes qui ne sont que légères, dissipées, imprudentes. Il ne suffit point de fuir le mal; il faut en éviter même l'apparence; le soupçon seul flétrit la réputation.

20. La reine *Blanche* détourne saint Louis d'accomplir le vœu qu'il a fait, pendant sa maladie, de partir pour la terre sainte. Les évêques déclarent que ce vœu n'est pas obligatoire. Un roi est appelé de Dieu à gouverner lui-même ses peuples, et à les rendre heureux, etc.

21. Lettre sur l'émulation. L'émulation élève l'homme, l'améliore, ennoblit son esprit. Elle est la mère des talents, des arts, des sciences. C'est à elle que nous devons tous les grands hommes, guerriers, poëtes, orateurs, peintres, etc.

22. Le sommeil du riche, et le sommeil du pauvre; tableau par opposition.

23. Burrhus détourne Néron du meurtre de Britannicus. Tirer ses motifs des sentiments de

l'humanité, de la nature de la gloire. *Est-il las d'être les délices de Rome ?*

24. Peindre l'homme juste calomnié, persécuté, condamné même à une mort honteuse. Il n'existe plus pour lui dans l'univers que lui-même et Dieu. Témoignage que lui rend sa conscience. Confiance qu'il a mise dans la justice de son Créateur.

25. Brunehaut demande justice à son époux de la mort de Galsuinde. Les auteurs du crime, Chilpéric et Frédégonde se sont trahis eux-mêmes par le mariage qu'ils viennent de contracter publiquement. Sigebert laissera-t-il un tel forfait impuni ?

26. Lettre sur l'indiscrétion. Une personne indiscrète est une lettre décachetée que tout le monde peut lire. Mettre en scène une petite miss indiscrète dont les funestes bavardages produisent des querelles dans les maisons, font renvoyer les domestiques, et causent divers accidents dans la société.

27. Faire le parallèle de Thémistocle et d'Aristide.

28. La mère de Coriolan engage cet illustre rebelle à éloigner ses troupes de Rome, sa patrie. Il avait déjà méprisé l'ambassade des sé-

nateurs et celle des prêtres. Motifs qu'emploie cette femme. Ce qu'on doit à une patrie, même ingrate. Combien il y a de grandeur d'âme à vaincre son ressentiment. La tendresse qu'il avait autrefois pour sa mère. L'accueil qui attend Véturie à Rome, si elle fléchit son fils; la gloire qui lui est réservée, même dans les siècles à venir. Ce qu'elle est décidée à faire, si elle le trouve inflexible.

29. Philippine, reine d'Angleterre, détourne Édouard du projet qu'il a formé de livrer à la mort les six patriotes calaisiens. Motifs tirés de la gloire d'Édouard, du dévouement héroïque des six victimes, de ce qu'elle a fait elle-même pour la gloire de son époux, en combattant contre le roi d'Écosse, qu'elle a fait prisonnier, pendant qu'Édouard était en France.

30. Lettre de bonne année à un père; à une mère. Une année vient de s'écouler. On se reproche de n'avoir pas fait tous les progrès qu'on aurait dû faire. On connaît mieux le prix du temps. On va s'appliquer sérieusement. On sent que c'est la meilleure manière de prouver sa tendresse à ses parents.

31. Bienfait du christianisme dans ses éta-

blissements en faveur de l'humanité souffrante.

32. Nécessité de réprimer son caractère, et de le porter à la douceur. Les personnes douces se font aimer de tout le monde. La Fontaine a dit : *Plus fait douceur que violence.*

33. Lettre d'une jeune personne à sa mère, à l'occasion du mariage d'une sœur aînée. On voit avec plaisir cette sœur trouver un établissement avantageux ; mais on la plaint d'être obligée de se séparer d'une bonne mère. On se propose de redoubler d'amour et de soins pour cette mère, et de lui tenir lieu de deux filles, etc.

34. L'homme indolent et sans caractère.

Comparer sa vie à celle de la plante. Établir avec précision quelques points de rapport entre elle et lui....... Il végète comme la plante... Incapable de vouloir par lui-même ; ne voyant, ne pensant que par autrui, etc.... n'aimant personne, n'étant aimé de personne.

35. Parallèle de l'homme ambitieux et de l'homme modeste.

36. On revient de la campagne. Plaisirs qu'on y a goûtés pendant un mois. On parle surtout d'une longue soirée qu'on a passée à sa

fenêtre à respirer le frais, et à contempler le ciel étoilé. Idées sublimes qu'a fait naître ce magnifique spectacle. Est-il vrai que les planètes soient autant de mondes habités? Quels sont ces habitants? etc...

37. Voyage de Paris à Saint-Cloud par eau, et retour par terre.

Partager ce sujet en deux lettres.

La première contiendra le départ par le coche. Moment du départ. Caricatures parisiennes. Lieux qu'on laisse à droite, à gauche. Arrivée. Parc. Château. Dîner, etc.

38. La seconde comprendra le retour. Pont de Saint-Cloud. Avant d'entrer dans Boulogne, se retourner pour voir le bourg de Saint-Cloud. Le palais, le parc. Un mot de *Jacques Clément*. Foire qui se tient dans le parc. Le bois de Boulogne. Abbaye de *Longchamp*. Passy. Le couvent des *Bons-Hommes*, etc.

39. Voyage au jardin du Roi.

40. Promenade à Vincennes. Le château. Le parc. *Saint Louis*. Autres souvenirs. Retour. Visite de la manufacture des glaces dans le faubourg Saint-Antoine.

41. Guillaume le Conquérant débarque en

Angleterre. Il brûle sa flotte. Son discours à ses soldats.

42. Célébrer la générosité et le courage de la comtesse de Nithsdale. Son mari, compris dans une conspiration contre George Ier, devait périr sur un échafaud. Sa femme obtint la permission de lui dire un dernier adieu. Elle changea d'habillement avec lui, et demeura prisonnière à sa place. On la mit en liberté, parce qu'on ne put s'empêcher de rendre justice à sa vertu.

(MILLOT.)

FIN.